Dr. med. Sabine Thor-Wiedemann
Prof. Dr. med. Volker Fintelmann
Eve Hadamovsky

Was macht mich gesund?

Dr. med. Sabine Thor-Wiedemann
Prof. Dr. med. Volker Fintelmann
Eve Hadamovsky

Was macht mich gesund?

Die besten Heilmittel aus der

Schulmedizin · Naturheilkunde · Häuslichen Heilkunde

auf einen Blick

Herbig

Inhalt

Die Autoren

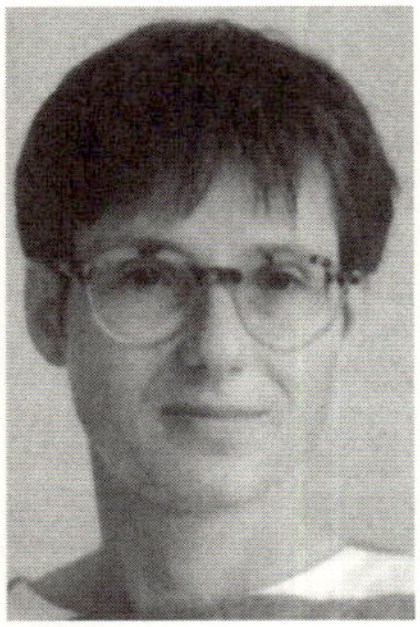

Dr. med. Sabine Thor-Wiedemann
Geboren 1957 in Frankfurt/Main. Nach Abschluß des Medizinstudiums zunächst tätig als Ärztin in Klinik und Praxis. Seit 1991 Sachbuchautorin (Ratgeberliteratur unter anderem zu Themen wie Brustkrebs, Empfängnisverhütung, Kinderheilkunde, Kindersachbücher) und Medizinjounalistin (u. a. Zeitschrift BRIGITTE).

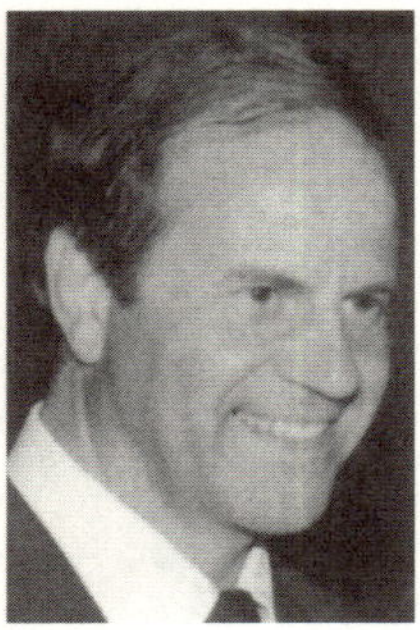

Prof. Dr. med. Volker Fintelmann
Geboren 1935 in Berlin. Arzt für Innere Medizin, Gastroenterologie. Leitender Arzt der Medizinischen Abteilung B und Ärztlicher Direktor des Krankenhauses Rissen in Hamburg bis 1996. Seither Vorstand der Carl Gustav Carus Akademie für eine Erweiterung der Heilkunst in Hamburg (Fort- und Weiterbildung für alle medizinischen Berufe).
Spezialgebiete: Krankheiten der Leber, Phytotherapie, anthroposophische Medizin.
Autor verschiedener Bücher, unter anderem »Intuitive Medizin« und »Lehrbuch der Phytotherapie« (Hippokrates Verlag), »Alterssprechstunde«, »Krebssprechstunde« (Verlag Urachhaus) und »Quo vadis – Medizin am Scheideweg« (Joh. M. Mayer Verlag).

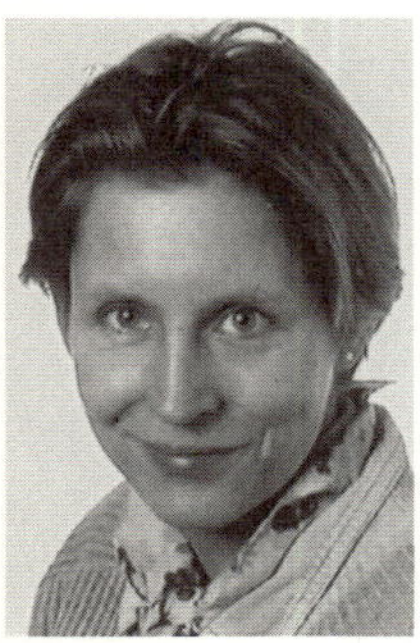

Eve-Marie Hadamovsky
Geboren 1968 in München. Als Krankenschwester zunächst in Lübeck und Bremen tätig. Mutter von zwei Kindern. Zur Zeit im Referendariat für das Lehramt an öffentlichen Schulen.

Einleitung

Kann ich mich noch selbst behandeln? Oder sollte ich doch lieber zum Arzt gehen? Kann ich zusätzlich zu den Medikamenten, die der Arzt verschrieben hat, mit Naturheilmitteln etwas für meine Genesung tun? Solche und ähnliche Fragen beschäftigen die meisten Patienten. Durch die immer neuen Reformen des Gesundheitssystems ist die Bereitschaft, selbstverantwortlich für die eigene Gesundheit einzustehen, gewachsen.

Dieses Buch ist ein übersichtlicher Begleiter für die häufigsten Gesundheitsstörungen oder Krankheiten, bei denen eine alleinige oder ergänzende Selbstbehandlung möglich ist.

Die Gliederung der Krankheitsbilder nach Körperregionen ermöglicht es, schnell und zuverlässig die eigene Gesundheitsstörung oder Krankheit zu finden. Auf jeder Doppelseite findet der Leser auf einen Blick die besten Tips und Behandlungsratschläge aus der Schulmedizin, der Homöopathie und Naturheilkunde sowie bewährte Hausmittel. Die einzelnen Spalten sind dabei zur besseren Orientierung mit Symbolen gekennzeichnet:

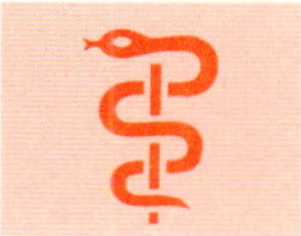

verweist auf den schulmedizinischen Ansatz,

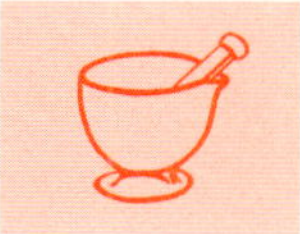

verweist auf homöopathische, anthroposophische bzw. naturheilkundliche Therapie,

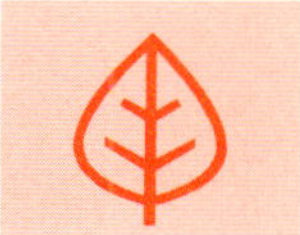

stellt Hausmittel vor.

Schulmedizin, Naturmedizin, Volksmedizin – hier sind sie nicht Konkurrenten und unvereinbare Gegensätze, sondern ergänzen sich und ermöglichen eine Behandlung nach individuellen Vorlieben und Gegebenheiten.

Möchten Sie bei akuten Erkrankungen schnell und wirksam beschwerdefrei werden? Das Verzeichnis der Fertigarzneimittel im Anhang führt alle im Buch enthaltenen Gesundheitsstörungen alphabetisch auf und nennt Ihnen bewährte Medikamente, um Ihnen und Ihrem Apotheker bei der Orientierung zu helfen.

Oder möchten Sie Ihre Krankheitsanfälligkeit durch Umstellung Ihrer Lebensweise und ganzheitliche Medizin in den Griff bekommen? Tips zur Vorbeugung und zur naturheilkundlichen Therapie sind Begleiter auf diesem Weg.

Weitergehenden Rat und Hilfe gewähren Selbsthilfeorganisationen und Fachverbände. Am Ende jedes Kapitels finden Sie die wichtigsten Adressen für die besprochenen Krankheitsbilder und im Anhang ein Verzeichnis wichtiger Adressen, die bei nicht im Buch besprochenen Erkrankungen für Patienten und Angehörige hilfreich sind.

Der Kopf

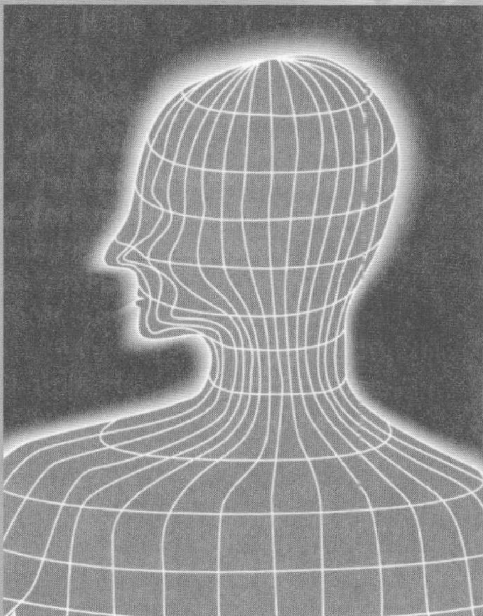

Ein großer Teil der wichtigsten Sinne und Organe befindet sich im Kopf. Sehen, Hören, Schmecken, Riechen – und natürlich das Gehirn, die Schaltzentrale unseres Körpers. Entsprechend groß ist die Zahl der Erkrankungen in diesem Bereich. Dabei zählen Kopfschmerzen und Migräne zu den häufigsten – mehr als 10 Millionen Bundesbürger leiden regelmäßig darunter. Die Palette reicht von leichten Schmerzen – beispielsweise durch Wetterfühligkeit ausgelöst – bis hin zu so starken Schmerzen, daß sie ständig mit Medikamenten behandelt werden müssen. Wichtig bei allen Erkrankungen im Kopfbereich: Halten die Beschwerden länger als einige Tage an oder sind sie sehr stark, muß die Ursache unbedingt von einem Arzt abgeklärt werden.

1 Kopfschmerz

Kopfschmerzen können verschiedene Gründe haben. Häufig führen Verspannungen der Nackenmuskulatur, die durch Fehlhaltung oder Verschleiß der Halswirbelsäule verursacht werden, zu Schmerzen im Bereich des Hinterkopfes. Bluthochdruck und Augenerkrankungen sollten als Ursache ausgeschlossen werden. Gelegentlich auftretende Kopfschmerzen in Verbindung mit der Regelblutung, bei Wetterumschwung, seelischer Belastung oder bei Erkältungen sind meist harmlos. Die Migräne, die teilweise durch eine Veränderung der Durchblutung im Gehirn bedingt ist, zeichnet sich durch hartnäckige, teils sehr starke und einseitige Kopfschmerzen aus, hinzu kommen oft Übelkeit und Erbrechen, Lichtempfindlichkeit und Sehstörungen. Ursache äußerst starker, plötzlich einsetzender Schmerzen, eventuell mit Fieber und Nackensteifigkeit, können eine Hirnhautentzündung oder Hirnblutung sein.

- Wenn Kopfschmerzen nicht öfter als 1- bis 2mal im Monat auftreten und die Ursache auf der Hand liegt (Menstruation, Erkältung, »Kater«, Wetterwechsel), spricht nichts gegen die Einnahme von 1 bis 2 Schmerztabletten. Sie sollten jedoch nur einen Wirkstoff enthalten, zum Beispiel Acetylsalicylsäure (Aspirin), Ibuprofen (Aktren) oder Paracetamol (ben-u-ron).

- Leichtere Migräneanfälle kann man häufig durch starken Kaffee und ein bis zwei Schmerztabletten in den Griff bekommen, in schwereren Fällen muß der Arzt Migränemittel verschreiben. Oft hilft aber auch Akupunktur sehr gut.

- Schmerzen, die von der Halswirbelsäule ausgehen, kann man durch tägliche Gymnastik, regelmäßiges Rückenschwimmen und häufige kurze Pausen bei Schreibtisch- und Bildschirmarbeit verhindern. Im akuten Fall hilft Wärme auf den Nacken (Rotlicht, heiße Packung, zum Beispiel mit Fangotherm).

- Bei häufigen und starken Kopfschmerzen unbedingt zum Arzt gehen.

■ Phytotherapeutisch können Präparate aus Weidenrindenextrakten (zum Beispiel Asselix) empfohlen werden, die dem synthetischen Aspirin entsprechen, aber besser verträglich sind.

■ Homöopathisch wird besonders bei neuralgischem Charakter der Kopfschmerzen Aconitum napellus, der Eisenhut, D3 bis D6, mehrmals täglich 5 bis 8 Tropfen, als Hauptmittel eingesetzt. Zu empfehlen sind auch Ferrum Quarzkapseln.

■ Weiterhin helfen morgendliche Fußbäder mit Rosmarin und abends Fußbäder mit Lavendel.

■ Bei kurzzeitigen, sehr heftigen Kopfschmerzen können heiße Senfmehlfußbäder eine rasche Linderung bringen.

■ Hauptmittel der Migränebehandlung ist Kephalodoron. Man nimmt bei einem Anfall 2 Tabletten 5%, alle 30 Minuten bis zum Abklingen der Schmerzen, vorbeugend morgens und abends je 2 Tabletten D3; alternativ Aconitum D3 und Belladonna D3, im Wechsel alle 15 Minuten 3 Tropfen.

■ Gegen Kopfschmerz hilft in vielen Fällen ein Beruhigungsbad mit Johanniskrautöl aus der Apotheke. 20 bis 30 Tropfen direkt ins warme Badewasser rühren.

■ Bewährt hat sich auch eine Teemischung aus 20 Gramm Melissenblättern, 20 Gramm Lavendelblüten, 10 Gramm Hopfenzapfen, 10 Gramm Rosmarinkraut, 10 Gramm Pfefferminzblättern und 10 Gramm Fenchelfrüchten.
1 Eßlöffel dieser Mischung mit 1/4 Liter kochendem Wasser übergießen. 10 Minuten ziehen lassen, abseihen. Täglich 2 bis 3 Tassen trinken. Was auch hilft: 1 Zitrone dünn schälen und die Schalen mit der Innenseite auf die Stirn legen.

■ Bei beginnender Migräne können Sie folgendes ausprobieren: Einen Wattebausch mit Zitronenöl oder Pfefferminzöl tränken, an die Nase halten, tief einatmen.

■ Wenn die Migräne Sie bereits erwischt hat, hilft heißes Dauerbrausen: 15 Minuten lang, am Übergang zwischen Hals- und Brustwirbelsäule.

2 Schnupfen

Wäßriger Schnupfen und gleichzeitiges Anschwellen der Nasenschleimhäute werden bei Erkältung durch Viren verursacht. Wenn der Schnupfen im weiteren Verlauf der Erkältung eitrig wird, hat zusätzlich eine Infektion mit Bakterien stattgefunden. Wenn zum eitrigen Schnupfen Fieber hinzukommt, sollte man zum Arzt gehen. Es gibt aber auch Menschen, bei denen die Nasenschleimhäute ständig geschwollen sind, weil sie beispielsweise auf Temperaturunterschiede, auf trockene Heizungsluft oder auf Schadstoffe in der Raumluft besonders empfindlich reagieren, ohne jedoch allergisch zu sein. Bei gesundheitsschädlichen Baumaterialien sollte die Schadstoffbelastung in der Wohnung gemessen werden (siehe Adressenteil Seite 28).

■ Bei einem harmlosen dünnflüssigen Schnupfen können unbesorgt für 3 bis 5 Tage abschwellende Nasentropfen verwendet werden (Nasivin, Otriven). Besonders bei Säuglingen und Kleinkindern auf keinen Fall mehr Tropfen nehmen als vorgeschrieben, da es sonst zu Nebenwirkungen auf Herz und Kreislauf kommen kann. Reichliches Trinken fördert den Sekretabfluß.

■ Nachts bekommt man besser Luft, wenn man mit erhöhtem Oberkörper schläft. Die Zimmer sollten nicht zu stark geheizt sein (höchstens 20 °C, Schlafzimmer 16 bis 18 °C).

■ Zu lange Anwendung von Nasentropfen kann zu einer chronischen Schwellung, aber auch zu einer dauerhaften trockenen Entzündung der Nasenschleimhaut führen. Für die Langzeitanwendung ist sogenannte physiologische Kochsalzlösung (Apotheke) oder Inhalieren mit Emser Salz besser.

■ Vom Schnupfen sagt man: »Er braucht ohne Behandlung 14 Tage, mit Behandlung 2 Wochen.« Und doch gibt es naturheilkundliche Hilfen, um die sehr lästige Symptomatik erträglicher zu gestalten:

■ Am wirkungsvollsten hilft Echinacea, der Sonnenhut. Beim ersten Auftreten der Symptome nimmt man zum Beispiel 50 Tropfen Echinacin in 1/2 Glas Wasser und dann stündlich 20 Tropfen bis zum Abklingen der Symptome, dann noch weitere 2 bis 3 Tage 3- bis 4mal täglich 20 Tropfen. Bei starker Anfälligkeit kann der Sonnenhut auch vorbeugend eingesetzt werden, zum Beispiel während der Wintermonate täglich morgens 50 Tropfen auf nüchternen Magen.

■ Gut hilft als Kombinationsmittel auch toxi-loges. Zusätzlich Inhalationen mit Kamillentee, möglichst über dem Dampftopf.

■ Schnupfencremes sind für die Schleimhäute besser als Nasensprays, die oft eine austrocknende Wirkung haben.

■ Ein wahres Wundermittel gegen Schnupfen ist ein Kräutergrog: Je 10 Gramm Lindenblüten, Zinnkraut und Salbei sowie je 5 Gramm Stiefmütterchen und Brombeerblätter mit 1 Liter kochendem Wasser überbrühen. Zugedeckt 15 Minuten ziehen lassen. Dann abseihen und über den Tag verteilt tassenweise trinken. Für Kinder wird der Grog mit Honig gesüßt, Erwachsene dürfen pro Tasse 1 bis 2 Teelöffel Rum hinzufügen.

■ Sehr wirkungsvoll bei Säuglingsschnupfen – selbstgerührte Majoransalbe: 20 Milliliter Majoranöl (aus der Apotheke) mit 40 Gramm Butter (Butter vorher erhitzen und den Schaum abschöpfen) und 20 Gramm Bienenwachs unter Rühren langsam erwärmen. In ein Salbentöpfchen füllen, abkühlen lassen. Mit der Salbe mehrmals täglich die Nasenflügel einreiben. Auch als Fertigprodukt in Apotheken erhältlich, die Naturheilmittel führen.

■ Was auch sehr gut hilft: Das Gesicht mehrmals am Tag mit kaltem Wasser abwaschen.

3 Heuschnupfen

Der Heuschnupfen ist eine Form des allergischen Schnupfens, bei der die Schleimhaut auf bestimmte Blütenpollen allergisch reagiert. Neben dem wäßrigen Schnupfen kommt es zu Niesreiz und juckenden, tränenden Augen. Weitere Auslöser für einen allergischen Schnupfen können zum Beispiel Hausstaubmilben, Federn oder Tierhaare sein. Manchmal ist es sehr schwierig, das Allergen (den Stoff, auf den man allergisch reagiert) zu finden. Am besten geht man zu einem Arzt mit der Zusatzbezeichnung »Allergologe«, der durch verschiedene Tests (Hauttests, Einatmen des Allergens, Blutuntersuchungen) die allergieauslösende Substanz herausfinden kann. Man nimmt heute an, daß Kinder durch möglichst langes Stillen vor dem Ausbrechen einer Allergie geschützt werden können – deshalb wird das Stillen besonders für Familien empfohlen, in denen gehäuft Allergien auftreten.

- Die Vermeidung des Allergens ist der beste Schutz vor allergischem Schnupfen. Bei Überempfindlichkeit gegen bestimmte Pollen auf den Pollenwarndienst achten (siehe Adressenteil Seite 28) und in der Zeit des stärksten Pollenfluges den Aufenthalt im Freien meiden, eventuell spezielle Filter in die Autolüftung einbauen, nach Möglichkeit in pollenarme Gegenden verreisen (Gebirge über 1500 Meter, Küste).

- Bei Allergie gegen Hausstaubmilben »Staubfänger« vermeiden, keine Teppiche und Teppichböden auslegen, Staubsauger mit speziellem Filter verwenden.

- Eine geringere Empfindlichkeit kann man durch eine 1- bis 3jährige Hyposensibilisierungsbehandlung erreichen. Dabei wird das Allergen stark verdünnt in steigender Dosierung gespritzt oder geschluckt.

- Zur Vorbeugung kann man nach Absprache mit dem Arzt cromoglicinsäurehaltige Medikamente (Vividrin, CromoHexal) nehmen.

- Sehr spezifisch wirkt Gencydo, eine Kombination aus Zitrone und Quitte, das als Heilmittel aus der anthroposophisch ergänzten Medizin stammt. Gencydo sollte möglichst injiziert werden, wobei mindestens 3 Monate vor Beginn der typischen Symptomatik mit der Behandlung begonnen werden muß. Die Injektionen werden in steigender Dosierung von 0,1 bis 5% in die Nackenregion verabreicht. Sie können allerdings recht schmerzhaft sein.

- Deshalb kann, besonders in der eigentlichen Heuschnupfenzeit, Gencydo 5% einmal täglich inhaliert werden, was vor allem für Kinder sinnvoll ist, bei denen die schmerzhaften Injektionen zu starken Abwehrreaktionen führen können. Die Behandlung muß überwiegend mehrere Jahre nacheinander durchgeführt werden, vorwiegend während der Frühjahrs- und Sommerperiode.

- Symptomlindernd wirken die Heuschnupfentropfen der DHU und homöopathisch Luffa D3, mehrfach täglich 10 Tropfen.

- Vorbeugend sollten Sie etwa 3 Monate vor Beginn der Heuschnupfenzeit täglich 2 Eßlöffel Bienenwaben (gibt es im Reformhaus oder direkt beim Imker) langsam im Mund zergehen lassen. (Vorher eventuelle Allergien vom Arzt abklären lassen.)

- Wenn der Heuschnupfen da ist, wirkt Ysop Öl aus der Apotheke sehr lindernd. Man nimmt 3mal täglich je 3 bis 4 Tropfen auf 1 Stück Zucker ein.

- Außerdem hat sich das Inhalieren mit Lavendelduft sehr bewährt: 10 Gramm Blüten werden in 1 Liter kaltem Wasser zum Kochen gebracht. Zugedeckt 10 Minuten ziehen lassen, dann 10 Minuten inhalieren. Lavendelblüten beruhigen die gereizten Schleimhäute.

- Ausprobieren sollten Sie auch mal ein Essigbad: Geben Sie 1/2 Liter Obst- oder Apfelessig (gibt es im Reformhaus) ins warme Badewasser. Kräftig umrühren.

- Ein Tip für Teefans: Am Morgen 1 Tasse Löwenzahntee trinken, am Abend 1 Tasse Lindenblütentee.

4 Nebenhöhlen-entzündung

Die Stirn- und Kieferhöhlen sind mit der gleichen Schleimhaut ausgekleidet wie die Nase. Bei einem Schnupfen wird daher auch in den Nebenhöhlen Sekret abgesondert. Bei einem dünnflüssigen virusbedingten Schnupfen macht das meist keine Probleme. Sobald das Sekret aber eitrig und dickflüssig wird, kann es oft nicht mehr richtig aus den Nebenhöhlen abfließen, der Sekretstau verursacht dumpfe Schmerzen im Stirn- oder Backenknochenbereich, unter Umständen entwickelt sich Fieber. Wenn die Abflußöffnungen der Nebenhöhlen zur Nasenhöhle besonders eng sind, kann sich auch eine chronische Nebenhöhlenentzündung entwickeln, die oft zu chronischen Kopfschmerzen führt und meist im Röntgenbild nachgewiesen werden kann.

- Bei einem Schnupfen ist es wichtig, für ungehinderten Abfluß des Sekrets aus den Nebenhöhlen zu sorgen. Man sollte reichlich trinken, damit der Schleim nicht zu zähflüssig wird, außerdem inhalieren (Kamille, Emser Salz) und für wenige Tage Nasentropfen verwenden, die die Nasenschleimhäute zum Abschwellen bringen.

- Wenn das Druckgefühl in Stirn oder Oberkiefer nach einer Woche nicht nachläßt, sondern eher stärker wird, unbedingt zum HNO-Arzt gehen.

- Bei Fieber, stärkeren Schmerzen und eitrigem Schnupfen, der länger als 4 Tage anhält, zum Arzt gehen, eventuell sind Antibiotika nötig.

- Bei immer wiederkehrenden oder chronischen Nebenhöhlenentzündungen ist es manchmal nötig, durch einen operativen Eingriff den Sekretabfluß aus den Nebenhöhlen zu verbessern.

■ In der akuten Phase empfiehlt sich vor allem Hepar sulfuris D3 bis D4, 3- bis 4mal täglich 5 Tropfen, das den eitrigen Schnupfen »heraustreibt«. Diese Wirkung des Schwefels wird unterstützt durch Auflegen frischer Meerrettichscheiben über die schmerzenden Nebenhöhlen und durch heiße Senfmehlpackungen, die am besten auf der Gegenseite am Oberarm angelegt werden.

■ Ergänzt wird diese Behandlung durch das Kombinationsarzneimittel Sinupret, 3mal 2 Dragees, später 3mal 1 Dragee. Sinupret sollte über einige Wochen eingenommen werden, um die Abwehrbereitschaft der Nebenhöhlenschleimhäute zu stärken und dadurch Rückfälle möglichst zu vermeiden.

■ Homöopathisch kann Silicea D3 bis D6, mehrfach täglich 5 Tropfen empfohlen werden.

■ Ein wichtiger zusätzlicher Hinweis: Stets auf gute, möglichst tägliche Darmentleerung achten!

■ Wirksam bei Nebenhöhlenentzündungen sind Nasenspülungen mit Kamillentee oder einer Emser-Salz-Lösung ($^1/_4$ Teelöffel Salz auf $^1/_4$ Liter Wasser). Mehrmals täglich damit »schnupfen«.

■ Ebenfalls bewährt haben sich Wechselfußbäder. Man füllt einen Eimer mit kaltem und einen mit warmem Wasser. Die Füße zuerst etwa 5 Minuten in das warme Wasser tauchen, dann etwa 10 Sekunden in das kalte. 3mal wiederholen. Grundsätzlich mit warmem Wasser beginnen und mit kaltem aufhören.

■ Und auch das hilft bei einer Nebenhöhlenentzündung: Kaufen Sie im Reformhaus oder in der Apotheke ein Stück Bienenwachs und kauen Sie mehrmals täglich 20 bis 25 Minuten darauf herum wie auf einem Kaugummi.

5 Mittelohrentzündung

Das Mittelohr hat über die sogenannte Eustachsche Röhre Verbindung zum Nasen-Rachen-Raum. Diese Verbindung dient dem Ausgleich des unterschiedlichen Luftdrucks zwischen Außenwelt und Mittelohr. Durch diesen Verbindungsgang können aber auch Krankheitskeime ins Mittelohr gelangen. Bei Infektionskrankheiten kann durch das Anschwellen der Nasenschleimhäute auch die Eustachsche Röhre zuschwellen. Begünstigt wird dies auch durch Nasenpolypen. Sobald der Verbindungsgang zugeschwollen ist, staut sich flüssiges Sekret und Eiter im Mittelohr. Zunächst Druckgefühl, dann Schmerzen, die sich im Liegen verstärken, und beeinträchtigtes Hörvermögen sind die Folgen. Besonders bei Kindern kann sich schnell hohes Fieber entwickeln. Eine unbehandelte Mittelohrentzündung kann auf die Knochen in der Nachbarschaft des Mittelohrs übergreifen.

- Das Zuschwellen der Eustachschen Röhre kann man verhindern, wenn man bei Schnupfen Nasentropfen benutzt, die die Nasenschleimhaut zum Abschwellen bringen. Das ist besonders wichtig bei Kindern, die eine Neigung zu Mittelohrentzündungen zeigen.

- Bei leichterem Druckgefühl im Ohr mit erhöhtem Oberkörper schlafen, das Ohr mehrmals täglich mit Rotlicht bestrahlen. Bei stärkeren Schmerzen und Fieber unbedingt zum Arzt gehen, damit ein Antibiotikum verordnet wird.

- Wenn das Trommelfell nicht von selbst platzt, so daß der Eiter abläuft, kann der Hals-Nasen-Ohren-Arzt unter Umständen einen kleinen Schnitt ins Trommelfell machen. Dieser heilt innerhalb weniger Tage zu.

- Die Antibiotikatherapie auf keinen Fall eigenmächtig nach dem Abklingen der Beschwerden schon nach wenigen Tagen absetzen, sonst kann sich eine chronische Mittelohrentzündung, eventuell mit Knochenbeteiligung, entwickeln.

- Bei akuter Mittelohrentzündung ist grundsätzlich ein Facharzt aufzusuchen, um Dauerschäden zu vermeiden.

- Unterstützend Apis und Belladonna in niedriger Potenz, zum Beispiel als Erysidoron 1, jede Stunde 10 Tropfen bis zum Abklingen der Symptome geben.

- Homöopathisch empfiehlt sich Ferrum phosphoricum D3 bis D6, mehrmals täglich 5 bis 8 Tropfen.

- Gegen die oft heftigen Schmerzen können äußerlich hinter der Ohrmuschel frische Zwiebelscheiben aufgelegt oder auch 1%iges Quarzöl (Weleda) in das Ohr eingeträufelt werden.

- Eine Mittelohrentzündung sollte man mit einem Zwiebelwickel behandeln: Hacken Sie eine Zwiebel klein, geben Sie sie in ein Leinensäckchen und legen Sie dieses auf das erkrankte Ohr. Mit Watte abdecken, dann eine Mütze aufsetzen. Einige Stunden einwirken lassen.

- Heilend wirkt auch ein Tee aus Lindenblüten, Holunder und Kamille. Alles zu gleichen Teilen mischen. Für eine Tasse 1 Eßlöffel voll nehmen, kurz aufbrühen, abseihen, nicht zu heiß trinken.

- Wenn Zwiebelwickel zu intensiv duften, dürften Umschläge mit gemahlenen Bockshornkleesamen (aus der Apotheke) besser gefallen. 3 Eßlöffel mit etwas lauwarmem Wasser anrühren, Paste in dünnes Mulltuch einschlagen und für 30 Minuten auf das erkrankte Ohr legen.

6 Ohrgeräusche

Unter Ohrgeräuschen (Tinnitus) versteht man sehr lästige bis quälende Geräuschempfindungen (zum Beispiel Klingeln, Summen, Zirpen oder Dröhnen), die häufig auch mit Schwerhörigkeit einhergehen. Oft sind sie streßbedingt. Ursachen können zum Beispiel auch Durchblutungsstörungen des Innenohres oder des Gehirns, Virusinfektionen, Bluthochdruck oder degenerative Ohrveränderungen sein. Vor allem bei jüngeren Patienten (unter 40) kann auch ein gutartiger Tumor des Hörnervs vorliegen. Die genaue Abklärung sollte immer beim Hals-Nasen-Ohren-Arzt und beim Neurologen erfolgen, auch eine internistische Untersuchung kann notwendig werden. Bei älteren Menschen sind Ohrgeräusche infolge degenerativer Veränderungen relativ häufig.

■ Die Behandlung des Tinnitus ist oft sehr unbefriedigend. Da in vielen Fällen Durchblutungsstörungen bei der Entstehung der Geräusche eine Rolle spielen, sind alle Maßnahmen von Vorteil, die die Durchblutung des Körpers fördern. Dazu gehören Gymnastik, regelmäßige Saunabesuche und Kneippsche Wechselduschen genauso wie durchblutungsfördernde Medikamente, die der Arzt verordnet.

■ Bei nicht zu lauten Geräuschen verschafft angenehme Hintergrundmusik Erleichterung. Sehr wichtig ist Streßabbau.

■ Es gibt auch sogenannte »Tinnitus Masker«, die wie ein Hörgerät getragen werden und die Ohrgeräusche mit angenehmeren Tönen übertönen.

■ Seit neuestem werden in einigen Kliniken auch Behandlungsversuche mit einer Sauerstoff-Überdruck-Behandlung gemacht. Auch Laser werden zur Stimulation des Innenohres eingesetzt. Rat und Hilfe gibt die Deutsche Tinnitus-Liga (siehe Adressenteil Seite 28).

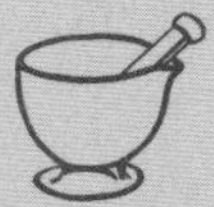

- Am hilfreichsten sind Präparate aus Ginkgo biloba (Tebonin, Kaveri und andere), die beim Hörsturz möglichst rasch, am besten als intravenöse Infusion, gegeben werden sollen, ansonsten innerlich 3mal 20 bis 40 Tropfen über lange Zeit.

- Auch Arnika D3, stündlich 10 Tropfen über mehrere Tage, erweist sich bei Ohrgeräuschen als sehr hilfreich.

- Homöopathisch gibt es verschiedene Empfehlungen, wie zum Beispiel Acidum salicylicum D2, 3mal täglich 5 Tropfen, im Zusammenhang mit Arteriosklerose Barium chloratum D4, 3mal täglich 1 Tablette, mit dem Klimakterium Cimicifuga D1, 3mal 5 Tropfen, oder mit Bluthochdruck Viscum album D2, 3mal 5 Tropfen.

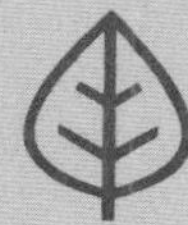

- Ohrgeräusche kann ein Tee mildern, den Sie sich selber mischen können. Alle Zutaten bekommen Sie im Reformhaus oder in der Apotheke: Mischen Sie 30 Gramm Melisse, 25 Gramm Lavendel, 25 Gramm Wermut, 30 Gramm Meisterwurz und 20 Gramm Silbermantel. 50 Gramm dieser Mischung in 1 Liter Apfelwein einrühren, alles aufkochen und 10 Minuten ziehen lassen. Durch ein sehr feines Sieb oder ein Baumwolltuch gießen.

- Den Tee tagsüber schluckweise trinken. Wichtig ist, daß Sie ihn nicht »auf Vorrat« kochen; der Tee wirkt am besten, wenn Sie ihn stets wieder frisch zubereiten.

- Bewegung an der frischen Luft wirkt entspannend. Bei starkem Streß durch das Ohrgeräusch haben sich vor allem Spaziergänge am Meer (Brandungsgeräusch!) bewährt.

7 Mandelentzündung

Entzündungen der Rachenmandeln können durch Viren im Rahmen einer Rachenentzündung verursacht werden. Die häufigste Ursache sind jedoch Bakterien, und zwar typischerweise sogenannte Streptokokken, die durch kleinste Speicheltröpfchen von einem Menschen auf den anderen übertragen werden. Symptome sind Halsschmerzen, Schluckstörungen und Anschwellen der Lymphknoten unter dem Unterkiefer, außerdem Schwierigkeiten, den Mund weit zu öffnen. Leichte Erhöhung der Körpertemperatur bis hin zu hohem Fieber ist möglich. Bei der hochfieberhaften Form besteht die Gefahr, daß die Bakterien ins Blut gelangen und sich so im ganzen Körper verteilen. Dadurch kann es vor allem zu einer Schädigung der Herzklappen und der Nieren kommen.

■ Wenn kein starkes Krankheitsgefühl und auch kein hohes Fieber besteht, kann man die Mandelentzündung zunächst selbst behandeln. Man sollte möglichst Bettruhe einhalten und feuchtwarme Umschläge um den Hals machen.

■ Gegen die Einnahme eines Schmerzmittels mit nur einem Wirkstoff (Acetylsalicylsäure oder Paracetamol) ist nichts einzuwenden, zumal die Mandelentzündung oft auch von Kopfschmerzen begleitet wird.

■ Desinfizierende Lutschtabletten, die gleichzeitig eine örtlich betäubende Substanz enthalten (zum Beispiel Lemocin, Dorithricin), lindern die Beschwerden. Auch Salzpastillen (Emser Pastillen) oder Kaugummi helfen dadurch, daß sie den Speichelfluß anregen.

■ Bei hohem Fieber und/oder starkem Krankheitsgefühl zum Arzt gehen, Penicillin ist nötig, um die Ausbreitung der Streptokokken in andere Organe zu verhindern.

■ Grundsätzlich ist Schwefel wieder das Mittel der Wahl (»treibt die Eiterung heraus«), zum Beispiel Hepar sulfuris D4 bis D6, mehrfach täglich 5 Tropfen, und bei gleichzeitigem Fieber Apis/Belladonna in niedriger Potenz, zum Beispiel auch als Fertigarzneimittel 10 Tropfen Erysidoron 1 und 1 Tablette Erysidoron 2 im stündlichen Wechsel.

■ Mit Bolus Eukalyptus und Kamillentee gurgeln, Senfmehl-Packungen an den Oberarmen oder Waden. Letztere leiten vor allem die Schluckbeschwerden ab.

■ Treten gleichzeitig stärkere Lymphknotenschwellungen im Halsbereich auf, wirken Auflagen von 10%iger Archangelica Salbe lindernd.

■ Homöopathisch kann zusätzlich noch Silicea D6, mehrmals täglich 1 Tablette, empfohlen werden.

■ Gegen schmerzhafte Mandelentzündung hilft Gurgeln mit Apfelessigwasser: Geben Sie 3 Teelöffel Apfelessig (aus dem Reformhaus) auf 1 Glas lauwarmes Wasser und fügen Sie 2 Teelöffel Honig hinzu. Bei akutem Schmerz 2mal stündlich gurgeln. Lassen die Schmerzen nach, alle 2 Stunden gurgeln.

■ Sehr wirkungsvoll ist auch ein Krautwickel: Schneiden Sie aus einem frischen Krautblatt die Mittelrippe heraus, walken Sie das Blatt mit einem Nudelholz weich. Dann wird es um den Hals gelegt und mit einem Schal festgebunden. Abends auflegen und über Nacht wirken lassen.

■ Was Sie tagsüber auf jeden Fall machen sollten: Alle 2 Stunden 1 Tasse Zinnkrauttee trinken. In vielen Fällen hilft es auch, alle 2 Stunden mit Molke (aus dem Reformhaus) zu gurgeln.

■ Ebenfalls hilfreich: kühlende Magerquarkauflage im Mulltuch um den Hals. Mit einem Schal fixieren.

8 Herpes

Fast jeder trägt das Herpesvirus in sich, ohne daß es unbedingt Krankheitserscheinungen verursachen muß. Häufig kommt es in bestimmten Auslösesituationen (Fieber, starke Sonnenbestrahlung, Streß, Regelblutung) zur Erkrankung. Am häufigsten ist der sogenannte Herpes labialis, der an den Lippen auftritt, oft bilden sich aber auch Bläschen in der Mundhöhle (Aphthen). Die Infektion kündigt sich zunächst durch Spannungsgefühl, Brennen und Jucken an, dann bilden sich die flüssigkeitsgefüllten Bläschen, die nach einigen Tagen eintrocknen und abheilen. Die Bläschenflüssigkeit enthält Viren und ist daher ansteckend. Bei abwehrgeschwächten Patienten (zum Beispiel Krebspatienten, AIDS-Patienten) kann es zu einer lebensgefährlichen Ausbreitung des Herpesvirus kommen.

- Da Herpesinfektionen oft immer wiederkehren, ist es sinnvoll, auslösende Faktoren soweit wie möglich zu vermeiden (zum Beispiel Sonne).

- Herpes im Mund wird bei manchen Menschen durch säurehaltige Getränke (Fruchtsäfte, Weißwein) gefördert.

- Wenn man bei den ersten Anzeichen für das Auftreten der Lippenbläschen eine virushemmende Salbe (Zovirax) benutzt, kann man manchmal die Entstehung verhindern.

- Wenn die Bläschen da sind, sollten sie ausgetrocknet werden, zum Beispiel mit speziellen Cremes (Lomaherpan, Virudermin).

■ Der einfache Herpes (der sogenannte »Herpes simplex«) muß von der ernsteren Gürtelrose, dem Zoster, unterschieden werden.

■ Beim einfachen Herpes ist die Wirksamkeit eines Melissenblätterextrakts therapeutisch am besten belegt, zum Beispiel als Lomaherpan-Salbe.

■ Auch Sonnenhut, Echinacea, als Salbe aufgetragen oder innerlich zum Beispiel als Echinacin, alle 2 Stunden 20 Tropfen, hilft gut zur raschen Abheilung.

■ Homöopathisch können Natrium chloratum D4 bis D12 oder Rhus toxicodendron D4 bis D6, mehrmals täglich 5 Tropfen zum Einnehmen, empfohlen werden.

■ Die sehr schmerzhaften Aphthen in der Mundschleimhaut sprechen meist sehr gut auf Mercurius cyanatus D4 an, 3- bis 5mal täglich 5 Tropfen mit wenig Wasser, möglichst einige Zeit in der Mundhöhle belassen und dann schlucken.

■ Bereits beim ersten Jucken Melissengeist auf einen Wattebausch geben und die betroffenen Hautstellen mehrmals täglich abtupfen. Gute Erfolge bringt auch das Betupfen mit Berghopfenöl aus der Apotheke.

■ Ungewöhnlich, aber wirksam: Sobald sich der Ansatz eines Bläschens zeigt, die entsprechende Stelle mit Zahnpasta einreiben. Ihre Inhaltsstoffe wirken virushemmend.

■ Eine weitere Möglichkeit ist das Einpudern der Bläschen mit Heilerde oder das Einreiben mit Kieselsäuregel.

9 Bindehautentzündung

Unterschieden werden prinzipiell infektiöse und nicht infektiöse Entzündungen der Bindehaut des Auges. Nicht infektiöse Entzündungen können zum Beispiel durch Allergien, Trockenheit des Auges oder Staubeinwirkungen, aber auch durch UV-Strahlen (starke Sonne, Schweißen ohne Augenschutz) ausgelöst werden. Bei den infektiösen Bindehautentzündungen kommen Viren und Bakterien als Erreger in Frage. Allen Bindehautentzündungen gemeinsam ist Rötung des Auges, Brennen und Jucken, Lichtempfindlichkeit und Fremdkörpergefühl (das Gefühl, »Sand im Auge« zu haben). Bei bakteriellen Entzündungen kommt es zusätzlich zu einer gelblichen oder grünlichen Schleimsekretion aus dem Auge.

■ Nicht infektiöse Bindehautentzündungen kann man mit lindernden Augentropfen (Visadron, Yxin) selbst behandeln. Solange die Entzündung besteht, sollten möglichst keine Kontaktlinsen getragen werden.

■ Bei stärkeren Beschwerden kann der Arzt Augentropfen verschreiben, die am Auge örtlich betäubend wirken. Wenn Verdacht auf eine Infektion besteht (zum Beispiel Bindehautentzündung im Bekanntenkreis, Infektion erst des einen, wenig später des zweiten Auges, eitrige Sekretbildung), zum Arzt gehen.

■ Die Ansteckungsgefahr ist relativ groß, häufiges Händewaschen und möglichst wenig Körperkontakt zu anderen können die Weiterverbreitung verhindern.

■ Bei leichteren Formen Aconitum D4, 3mal täglich 5 Tropfen. Argentum nitricum D6, 3mal 5 Tropfen, bei Tendenz zum chronischen Verlauf und Arsenicum album D12, 2mal täglich 5 Tropfen, bei älteren Patienten. Diese Mittel werden innerlich genommen.

■ Als Augentropfen bewähren sich in spezieller Zubereitung Euphrasia, Argentum nitricum oder auch Chelidonium D4.

■ Lindernd wirkt schließlich eine Salbe aus Resina laricis 5% (Lärchenharz, Weleda), die dünn um das Auge herum aufgetragen wird (nicht in das Auge einbringen!).

■ Durch reichliches Trinken auf gute Harnausscheidung und zugleich auch regelmäßige Darmentleerung achten.

■ Ein gutes Mittel gegen Bindehautentzündung sind Augenkompressen mit Kräutern: Mischen Sie 15 Gramm Augentrost, 10 Gramm Kamilleblüten und 10 Gramm Fenchelfrüchte. 1 Eßlöffel davon mit 1/4 Liter heißem Wasser übergießen, 15 Minuten abgedeckt ziehen lassen, abfiltern. Ein Mull-Läppchen damit tränken und 10 Minuten auf die Augen legen.

■ Auch Kopfsalat kann helfen: Einige saubere Blätter in wenig Wasser kochen und die Flüssigkeit mehrmals täglich für warme Kompressen verwenden.

■ Sehr lindernd wirkt auch ein Honig-Augenbad. Kochen Sie 1/2 Eßlöffel Honig und 1/2 Liter Wasser 5 Minuten auf. Abkühlen lassen. Mit der lauwarmen Flüssigkeit die Augen auswaschen.

Vorbeugung

Besonders in den Wintermonaten sollte die Ernährung täglich mit 500 Milligramm Vitamin C (zum Beispiel auch aus Zitrusfrüchten) ergänzt werden. Wurzelgemüse, die allgemein die Kopfkräfte stärken, sollten bevorzugt gegessen werden. Grundsätzlich sollte man auf ausreichende Harnausscheidung und regelmäßigen Stuhlgang achten. Sehr empfehlenswert sind heißkalte Wechselduschen und regelmäßiger Saunabesuch (mindestens 1mal in der Woche).

Bei Herpes sollte starke Sonnenbestrahlung des Gesichts und die Berührung mit den ansteckenden Bläschen vermieden werden.

Gründliches Naseputzen kann chronischen Nebenhöhlenentzündungen und Mittelohrvereiterungen vorbeugen. Kinder, die zu Mittelohrentzündungen neigen, sollten bei jedem Schnupfen alle 2 Stunden die Nase putzen, außerdem zwischendurch Kaugummi kauen oder einen Luftballon aufpusten, um den Verbindungsgang zwischen Nase und Mittelohr offenzuhalten.

Bei Neigung zu Bindehautentzündungen des Auges beugt das Tragen einer Sonnenbrille vor, da sie nicht nur vor UV-Strahlen, sondern auch vor Staub und Pollen schützt.

Adressen

Heuschnupfen:
Deutscher Allergie- und Asthmabund, Fliethstr. 114, 41061 Mönchengladbach, Tel. 02161/81494-0

Aktuelle Infos über Pollenflug unter www.adiz.de

Kopfschmerz, Migräne:
Deutsche Migräne- und Kopfschmerzgesellschaft, Klinik- und Poliklinik für Neurologie, Universitätsstr. 84, 93053 Regensburg, Tel. 0941/9413070 www.dmkg.org

Wohngifte:
Bundesverband Gesundes Bauen und Wohnen, Postfach 1543, 38005 Braunschweig, Tel. 0531/352851, www.bv-gbw.de

Ohrgeräusche:
Deutsche Tinnitus-Liga, Am Lohsiepen 18, 42369 Wuppertal, Tel. 0202/24652-0 www.tinnitus-liga.de

Die Atemwege

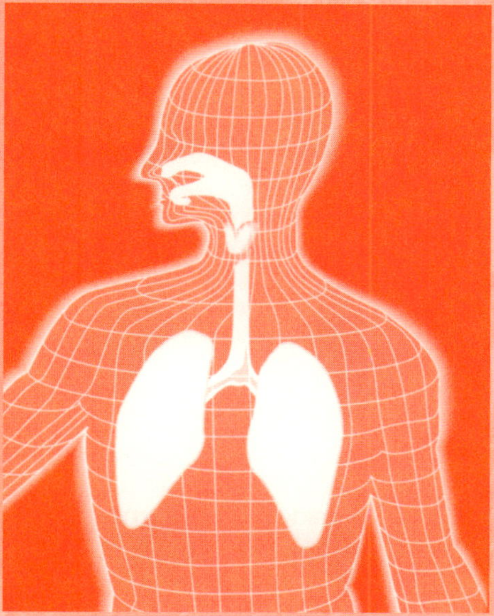

Meist fängt es mit einem Kratzen im Hals oder einem leichten Husten an – doch schnell können sich daraus ernsthafte Erkrankungen entwickeln. Trotz verbesserter Behandlungsmöglichkeiten nimmt die Zahl der Atemwegserkrankungen – vom Husten bis zur Lungenentzündung – in den letzten Jahren in Deutschland zu. Heute leidet fast jeder 20. Erwachsene und jedes 10. Kind an Asthma oder asthmatischen Beschwerden. Ähnlich sieht es bei anderen Atemwegserkrankungen aus. Dem Rauchen kommt dabei ursächliche Bedeutung zu. Heute raucht bereits jeder 5. Jugendliche zwischen 12 und 15 und fast die Hälfte der 16–19jährigen. Daher ist eine starke Zunahme von Lungenkrebs und chronischer Bronchitis zu befürchten.

1

Husten

Husten ist kein eigenständiges Krankheitsbild, sondern ein Symptom, das verschiedene Ursachen haben kann. Die häufigsten Gründe sind Erkältungskrankheiten und eine chronische Raucherbronchitis. Seltenere Ursachen sind Tumoren der Lungen und Bronchien, Lungen- und Rippenfellentzündung, Asthma und Tuberkulose. Jeder Husten, der ohne erkennbaren Grund länger als 2 Wochen anhält, muß vom Arzt abgeklärt werden. Grundsätzlich muß man einen sogenannten produktiven Husten, bei dem Sekret abgehustet wird, vom unproduktiven (trockenen) Husten unterscheiden. Die Behandlung dieser beiden Hustenformen ist ganz verschieden: Während beim produktiven Husten das Lösen und Abhusten des Schleims im Vordergrund steht, wird beim trockenen Husten oft das Unterdrücken des Hustenreizes notwendig.

■ Ein einfacher Erkältungshusten löst sich meist nach wenigen Tagen. Das Lockerwerden des Hustens kann man mit einfachen Mitteln fördern, zum Beispiel indem man die Brust mit ätherischen Ölen einreibt (Pinimenthol Salbe, Transpulmin Balsam).

■ Schleimlösende Hustensäfte und Hustenkapseln sind rezeptfrei erhältlich (Thymipin Hustensaft, Bronchoforton Saft). Keine Medikamente einnehmen, die den Hustenreiz unterdrücken, da so das Abhusten des Schleims erschwert wird.

■ Treten Fieber und eitriger Auswurf auf, sollte man zum Arzt gehen; eventuell sind Antibiotika notwendig. Ein Reizhusten im Anschluß an die Erkältung kann mit hustendämpfenden Mitteln (Antitussiva) behandelt werden, zum Beispiel Sedotussin Sirup, stas-Hustenstiller.

■ Codeinhaltige Hustenmittel sind rezeptpflichtig und dürfen nur kurze Zeit angewendet werden, da sie süchtig machen können.

Husten kann sehr unterschiedliche Ursachen haben, zum Beispiel auch eine Bronchitis (Seite 32/33) oder eine Lungenentzündung. Am quälendsten ist der trockene Reizhusten (»Laryngitis«), der dem kindlichen Keuchhusten ähnelt. Immer auf gute Luftfeuchtigkeit achten (mindestens 50%).

Aus der Phytotherapie können Thymian- (z.B. Bronchipret Tabletten oder Saft) und Efeuextrakte (zum Beispiel Prospan Tabletten, Tropfen oder Zäpfchen) sehr empfohlen werden.

Homöopathisch helfen Spongia D3 oder Ammonium carbonicum D3 bis D6, jeweils 3mal 1 Tablette täglich.

Die anthroposophische Medizin setzt Cuprum aceticum D4 (Pertudoron 2) im stündlichen Wechsel mit Pertudoron 1 ein.

Wichtig sind schließlich Inhalationen mit Kamilleblüten oder Tartarus stibiatus D4 (20 Tropfen). Auch eine warme Emser-Salz-Lösung hat sich sehr bewährt.

Bei Erkältungshusten empfiehlt sich ein Tee aus gleichen Teilen Huflattich und Spitzwegerich oder das Lutschen von Isländisch-Moos-Tabletten (zum Beispiel Isla-Moos).

Bei trockenem Husten ohne Auswurf hilft besonders gut der folgende Tee: 25 Gramm Eibischwurzel, 20 Gramm Malvenblüten, 10 Gramm Alantwurzel, 10 Gramm Fenchelfrüchte und 10 Gramm Hagebuttenschalen mischen. 2 Eßlöffel davon mit 250 Milliliter kaltem Wasser übergießen und 8 Stunden ziehen lassen, abfiltern und die Flüssigkeit aufbewahren. Den Kräuterrückstand mit 250 Milliliter Wasser überbrühen, 5 Minuten ziehen lassen und abfiltern. Nun beide Aufgüsse mischen und über den Tag verteilt trinken.

Einfacher und schneller: Mehrmals täglich 1 Tasse Lindenblüten- oder Holundertee (jeweils mit Honig gesüßt) trinken.

Spezialrezept für Kinder: Schwarzer Rettichsaft: Dazu wird ein Rettich ausgehöhlt und zur Hälfte mit flüssigem Honig gefüllt. 5 Stunden ziehen lassen und den entstandenen Saft über den Tag teelöffelweise zu sich nehmen.

2 Bronchitis

Eine Bronchitis ist eine Entzündung der Bronchialschleimhaut, die zu vermehrter Schleimbildung und Hustenreiz führt. Die akute, fieberhafte Bronchitis tritt meist bei Erkältungskrankheiten auf und muß oft antibiotisch behandelt werden. Von einer chronischen Bronchitis spricht man, wenn ein Patient mindestens 3 Monate im Jahr Husten und Auswurf hat. Ursache der chronischen Bronchitis ist sehr häufig das Rauchen. Die chronische Bronchitis führt zu einer zunehmenden Verengung der Bronchien mit Atemnot und Überblähung der Lungen. Als Spätfolge kann es zu einer Überlastung des Herzens und zu Herzmuskelschwäche kommen. Der sogenannte Raucherhusten ist nichts anderes als eine chronische Bronchitis und damit eine ernstzunehmende Erkrankung.

■ Voraussetzung für eine sinnvolle Behandlung der chronischen Bronchitis ist, daß das Rauchen aufgegeben wird. Auch Passivrauchen und schlechte Luft in Ballungszentren behindern das Ausheilen. Der Schleim in den Bronchien muß verflüssigt werden, damit er problemlos abgehustet werden kann.

■ Eine sehr wirkungsvolle und billige Maßnahme zur Schleimverflüssigung ist reichliches Trinken (2 bis 3 Liter pro Tag). Konsequentes tägliches Inhalieren mit Emser Salz oder ätherischen Ölen (zum Beispiel Aerosol Spitzner) unterstützt die Schleimverflüssigung. Hustendämpfende Medikamente führen dagegen zu noch stärkerer Verschleimung der Bronchien.

■ Wenn der normalerweise weißliche Auswurf gelb oder grünlich wird, sollte man zum Arzt gehen, da gerade bei der chronischen Bronchitis eine rechtzeitige Behandlung bakterieller Zusatzinfektionen wichtig ist, um Langzeitschäden an der Lunge zu verhindern.

■ Ähnlich, wie schon bei der Nebenhöhlenentzündung erwähnt, werden auch bei der Bronchitis zu häufig Antibiotika gegeben, obwohl sie gut naturheilkundlich behandelt werden kann. Wichtig vor allem sind Inhalationen, zum Beispiel mit Kamille oder Tartarus stibiatus D4, äußere Einreibungen mit ätherischen Ölen wie Eukalyptus, Kiefern- und Fichtennadelöl (zum Beispiel Pinimenthol, Bronchicum Balsam und andere).

■ Innerlich als Hauptmittel Umckaloabo Lösung, ergänzt z.B. durch Bronchipret Tabletten bzw. Saft.

■ Bei eitrigen Formen der Bronchitis empfiehlt sich zusätzlich Hepar sulfuris D4 bis D6, mehrmals täglich 5 Tropfen, bei chronischem Verlauf Nontronit D15 als subcutane Injektionen.

■ Sehr bewährt haben sich auch feuchtwarme Brustwickel oder kühlfeuchte Umschläge mit Equisetum arvense (Schachtelhalm). Grundsätzlich muß auf eine ausreichende Trinkmenge von mindestens 2 Litern täglich geachtet werden!

■ Bei häufigem Hustenreiz bewährt sich Zitronensirup am besten: 1 gut gewaschene Zitrone (mit – unbehandelter – Schale) auf kleinem Feuer 10 Minuten kochen. Abkühlen lassen und dann gut auspressen. Den Saft in ein Glas geben und 30 Gramm (ca. 2 Eßlöffel) Glyzerin zufügen. Beides gut vermischen und mit viel Honig süßen. Bei Hustenanfällen 1 Teelöffel davon im Mund zergehen lassen.

■ Hilft vor allem bei Kindern überraschend gut: 250 Gramm lauwarmen Magerquark auf zwei dünnen Mulltüchern ausstreichen, einschlagen und auf Brust und obere Rückenpartie legen. Mit dickerem Wolltuch/Schal gut einwickeln. Über Nacht einwirken lassen.

3 Asthma

Unter Asthma versteht man eine anfallartig auftretende Atemnot, bei der vor allem die Ausatmung erschwert ist. Diese Atemnot kommt durch eine Verkrampfung der Bronchialmuskulatur zustande, die begleitet wird von der Produktion eines außerordentlich zähen Schleims und einem Anschwellen der Bronchialschleimhaut. Es gibt verschiedene Ursachen: Das allergische Asthma wird meist durch eingeatmete Allergene (Blütenpollen, Hausstaub, Hausstaubmilben, Tierhaare, Federn, Schimmelpilze), gelegentlich aber auch durch eine Lebensmittelallergie ausgelöst. Auch Schadstoffe am Arbeitsplatz (zum Beispiel Metallstäube, Ammoniak, anorganische Säuren) können Asthma verursachen. Weitere Formen sind das Infektasthma, das im Anschluß an einen Atemwegsinfekt auftritt, und das Belastungsasthma, das durch körperliche Belastungen ausgelöst wird.

■ Eine ursächliche Behandlung des Asthmas ist nur möglich, wenn der Auslöser bekannt ist und vermieden werden kann (zum Beispiel Allergene, Schadstoffe am Arbeitsplatz).

■ In allen anderen Fällen ist meist eine ärztlich verordnete medikamentöse Dauertherapie zur Vorbeugung von Anfällen nötig. Diese Medikamente erweitern die Bronchien, unterdrücken das Anschwellen der Bronchialschleimhaut und sollen den Schleim verflüssigen. Bei akuter Luftnot muß der Notarzt gerufen werden.

■ Man kann schweren Anfällen vorbeugen, indem man für regelmäßiges Abhusten des Schleims sorgt (reichlich trinken, inhalieren mit Emser Salz, Klopfmassagen des Rückens bei vornübergebeugtem Oberkörper).

■ Sinnvoll ist auch Atemgymnastik nach Anleitung eines Atemtherapeuten und regelmäßiges Schwimmen. Entspannungstechniken (zum Beispiel Autogenes Training) wirken ebenfalls vorbeugend.

■ Grundsätzlich handelt es sich um ein Krankheitsbild, das der ärztlichen Behandlung bedarf.

■ Das Bronchialasthma ist eine sehr schwierige, meist chronische und langwierige Erkrankung. Die naturheilkundliche Therapie wird im wesentlichen Ergänzung der schulmedizinischen Konzepte sein, kann aber helfen, deren Arzneimittel einzusparen.

■ Phytotherapeutisch ist ein Extrakt aus Ammi-Visnaga-Früchten hilfreich, 3- bis 4mal täglich 10 Tropfen zum Einnehmen (Astmakhell Lösung).

■ Homöopathisch finden verschiedenste Mittel Anwendung, zum Beispiel Cuprum aceticum, Drosera, Kalium bromatum, Arsenicum bijodatum, alle in niedriger Potenz D3 bis D4, mehrmals täglich 5 bis 8 Tropfen.

■ Aus der anthroposophischen Medizin hat sich bewährt: morgens Quercus Cortex D1, abends Veronica off. D1, jeweils 10 Tropfen über lange Zeit, ebenso Cinis Glechomatis D3 und Laurocerasus D3. Besonders wichtig sind bei dieser Krankheit die künstlerischen Therapien, speziell die Heileurhythmie. Auch Kohlensäurebäder, mehrmals wöchentlich, stärken die Ausatmung.

■ Die Anfälle lassen sich mit Hausmitteln zwar nicht gänzlich verhindern, aber ihre Intensität kann entschieden gemildert werden. 3 wirksame Mittel:

■ Asthmatee: Lavendelblüten, Pestwurz, Thymiankraut, Huflattichblätter, Eukalyptusblätter und Königskerze zu gleichen Teilen (ca. 10 Gramm) mischen und jeweils einen Teelöffel der Mischung mit 250 Milliliter kochendem Wasser übergießen. 15 Minuten ziehen lassen, 2 bis 3 Tassen täglich trinken.

■ Asthmahonig: 1 Teil geriebenen Meerrettich (frisch) mit 3 Teilen Honig vermischen. 3mal täglich 1 Teelöffel einnehmen.

■ Arm- und Fußbäder: Zu Beginn eines Anfalls Arme oder Füße 10 Minuten bei 39 °C baden, anschließend kurz kalt abduschen.

■ Außerdem lindern Heublumensäckchen (Zubereitung siehe unter Bronchitis, Seite 32/33) auf dem Rücken die Schwere des Anfalls.

4 Lungenemphysem

Unter einem Lungenemphysem versteht man eine nicht wieder rückgängig zu machende Überblähung der Lungenbläschen. Meist ist diese Überblähung Folge einer chronischen Bronchitis, da hier durch die verengten Bronchien die Luft nicht ausreichend ausgeatmet werden kann. Als Folgeerscheinung des Emphysems kommt es zu einem Elastizitätsverlust der Lunge und zur Degeneration von Lungengewebe. Dies führt zu einer gestörten Sauerstoffaufnahme, zu geringerer körperlicher Belastbarkeit, zu Husten und Atemnot. Die Blutdruckerhöhung im Lungenkreislauf, die mit dem Lungenemphysem einhergeht, belastet das Herz und kann zu Herzmuskelschwäche führen. Bei älteren Menschen ist ein geringgradiges Emphysem häufig, hat aber nur selten Krankheitswert.

■ Es gibt keine Behandlung, die die Veränderungen an der Lunge wieder rückgängig machen könnte. Wichtig ist daher zunächst die vorbeugende Behandlung von Erkrankungen, die zum Emphysem führen können, also vor allem der chronischen Bronchitis.

■ Die effektivste Maßnahme gegen die Entstehung des Emphysems besteht darin, das Rauchen aufzugeben. Wichtig sind auch die rechtzeitige Behandlung von Atemwegsinfekten und die jährliche Grippeschutzimpfung, da Infekte zu einer akuten Verschlimmerung führen können.

■ Tägliches leichtes Körpertraining in sauerstoffreicher Luft verbessert die Sauerstoffversorgung des Organismus und lindert die Atemnot. Sinnvoll ist auch eine gezielte Atemtherapie (verschreibt der Hausarzt).

■ Häufig wird eine medikamentöse Behandlung zum Beispiel mit bronchienerweiternden und herzmuskelstärkenden Medikamenten notwendig.

Das Lungenemphysem entsteht als Folge von chronischen Bronchitiden oder Asthma bronchiale, am häufigsten aber durch das Rauchen. Letzteres muß aufgegeben werden, wenn eine Therapie Erfolg haben soll.

Am wirkungsvollsten ist eine krankengymnastische Atemtherapie oder auch die künstlerische Sprachtherapie (»Sprachgestaltung«). Wichtig sind alle Maßnahmen, die den Auswurf fördern, also reichliches Trinken und Teegemische aus Huflattichblättern, Spitzwegerichkraut und weißen Taubnesselblüten.

Homöopathisch Ipecacuanha D3 oder D6, 4- bis 5mal 5 Tropfen täglich. Eine der Verschlimmerung vorbeugende Wirkung hat der Kirschlorbeer, Laurocerasus D3, mehrmals täglich 5 bis 8 Tropfen.

Nach Absprache mit dem Hausarzt eignet sich zur Behandlung Pappelkätzchensaft besonders gut. Dazu werden 25 Gramm Pappelkätzchen in 100 Milliliter 90%igem Alkohol (in der Apotheke erhältlich) angesetzt. 1 Woche ziehen lassen, abseihen und 4 Wochen lang 3mal täglich 25 Tropfen in 1 Glas lauwarmem Wasser vor den Mahlzeiten einnehmen.

Oder: Je 10 Gramm Malve, Spitzwegerich, Alantwurzel, Quendel und Thymian sowie je 5 Gramm Schlüsselblume und Veilchen vom Apotheker mischen lassen, in 1 Liter Wasser aufkochen, abseihen und warm über den Tag verteilt trinken.

5 Heiserkeit

Mangelhaftes Schließen und Verdickungen der Stimmbänder führen zu Heiserkeit. Häufigste Ursache ist ein akuter Virusinfekt der oberen Luftwege, der die Stimmbänder ebenso wie die Nasenschleimhäute anschwellen läßt. Bei chronischer Heiserkeit, die länger als 2 bis 3 Wochen anhält, muß eine Abklärung der Ursache durch Kehlkopfspiegelung beim Hals-Nasen-Ohren-Arzt erfolgen. Neben chronischen Entzündungen durch Zigarettenrauch, trockene Heizungsluft und Staub können auch gut- und bösartige Tumoren an den Stimmbändern zu Heiserkeit führen. Eine Heiserkeit durch Überanstrengung der Stimme (zu lautes Sprechen oder Singen beziehungsweise falsche Technik bei der Stimmbildung) kommt vor allem bei Kindern und Jugendlichen, aber auch bei Lehrern und Sängern vor (Ausbildung sogenannter Schrei- oder Sängerknötchen an den Stimmbändern).

- Bei akuter Heiserkeit im Rahmen einer Virusinfektion empfiehlt sich besonders im Winter in geheizten Räumen eine Befeuchtung der Raumluft entweder durch feuchte Tücher auf den Heizungen oder durch spezielle Luftbefeuchter.

- Zum Inhalieren gibt es gebrauchsfertige Lösungen von Salzen oder ätherischen Ölen (Liniplant-Inhalat, Tumarol-N-Balsam).

- Bei chronischer Heiserkeit, der keine operationsbedürftige Ursache zugrunde liegt, sind sowohl Aktiv- als auch Passivrauchen zu vermeiden. Die Stimme sollte durch weniges und leises Sprechen (nicht Flüstern) geschont werden. Auch Inhalieren wirkt wie bei der akuten Heiserkeit lindernd.

- Bei immer wiederkehrender Heiserkeit durch fehlerhafte Stimmbildung kann eine Sprachtherapie sinnvoll sein.

■ Das wichtigste Mittel überhaupt ist der Pyrit, eine natürliche Verbindung von Eisen und Schwefel, 3mal täglich 1 bis 2 Tabletten D3 bis D6. Weiter sind Inhalationen mit Kamillentee oder Gurgeln mit Bolus Eucalypti nützlich. Homöopathisch kann Arum triphyllum D2 bis D3, alle 2 Stunden 1 Tablette zum Lutschen, empfohlen werden. Außerdem Phosphorus D6, Alumina D6 und Paris quadrifolia D3.

■ Gelegentlich kann eine anhaltende Heiserkeit auch das Symptom einer verborgenen Stoffwechsel- oder Verdauungsstörung sein. Muß durch ärztliche Untersuchung abgeklärt werden.

■ Schnelle Besserung bringen Bibernellenwurzeln: Mehrmals täglich kauen und möglichst lange im Mund behalten. Die Wurzeln gibt es in der Apotheke.

■ Oder: Gurgeln mit 1 Teelöffel Apfelessig (Reformhaus), der mit 1 Glas lauwarmem Wasser vermischt und mit 1 Teelöffel Honig gesüßt wird. Bewährt hat sich auch Salbeitee – vor allem bei hartnäckiger Heiserkeit. Dazu wird 1 Eßlöffel Salbei mit 250 Milliliter kochendem Wasser überbrüht. 5 Minuten ziehen lassen, abseihen, den Saft von 1 Zitrone zugeben und mit Honig süßen. Davon 3mal pro Tag 1 Tasse trinken.

■ Unbedingt bei Heiserkeit für möglichst feuchte Raumluft sorgen. Die erreicht man am leichtesten, indem man ein feuchtes Handtuch auf jeden Heizkörper legt.

Vorbeugung

Allen Erkrankungen der Atemorgane wird entgegengewirkt, wenn man diese genügend beansprucht. Die meisten Menschen atmen heute viel zu »flach«. Jede anstrengende Bewegung, wie Sport, Wandern, Gartenarbeit usw., fördert das Atmen.

Ein altes, immer mehr aus der Mode gekommenes Stärkungsmittel der Atmung ist der Gesang, der zugleich ein sozial verbindendes Element darstellt. Schließlich sind speziell noch die Kneippanwendungen kalter Güsse als Vorbeugung zu nennen, die immer eine besonders tiefe Einatmung bewirken, außerdem Abreibungen mit Franzbranntwein (besonders bei Bronchitis und Asthma). Auch die Sauna – in richtiger, vor allem ruhiger Weise praktiziert – ist als vorbeugende Stärkung für unsere Atmungsorgane zu empfehlen.

Im Winter sollte man das Schlafzimmer auf maximal 16 bis 18 °C heizen und auf ausreichende Luftfeuchtigkeit in der Wohnung achten, da Trockenheit der Schleimhäute Infekte begünstigt.

Die beste Vorbeugung gegen alle Arten von Atemwegserkrankungen aber besteht noch immer darin, das Rauchen aufzugeben.

Adressen

Hilfe für Raucher:
Rauchertelefon des Deutschen Krebsforschungszentrums 06221/424200
Rauchertelefon des Instituts für Raucherberatung und Tabakentwöhnung 089/68999511

Atemwegserkrankungen allgemein:
Patientenliga Atemwegserkrankungen, Berliner Str.84, 55276 Dienheim, Tel. 06133/3543
www.patientenliga-atemweg.de

Asthma:
Deutscher Allergie- und Asthmabund (siehe Seite 28)

Deutsche Hilfsorganisation Allergie und Asthma, Bonusstr. 32, 21079 Hamburg, Tel. 040/7631322
www.dhaa-hamburg.de

Deutsche Lungenstiftung, Herrenhäuser Kirchweg 5, 30167 Hannover, Tel. 0511/ 2155-1, www.lungenstiftung.de

Die Haut

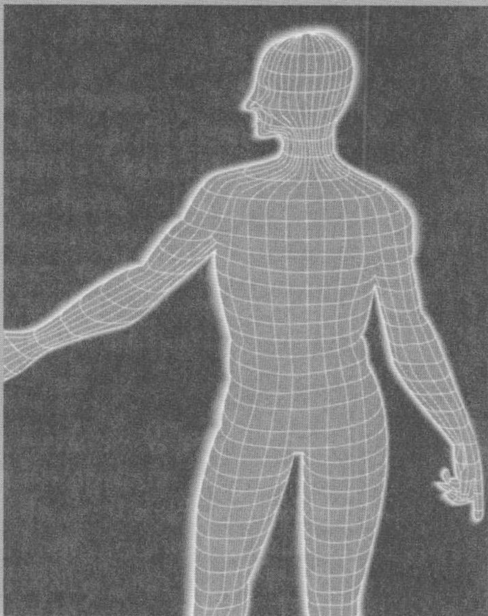

Mit nahezu 2 Quadratmeter Fläche ist die Haut neben dem Darm unser größtes Organ. Sie sorgt für den Schutz der darunterliegenden Organe, ist für die Feuchtigkeits- und Temperaturregulation wichtig und vermittelt über den Tastsinn Kontakte zur Umwelt. Auf nur 1 Quadratzentimeter hat sie bis zu 100 Schweißdrüsen, 3 Blutgefäße, enden mehr als 100 Nerven. Auf Störungen reagiert sie besonders empfindlich. Schätzungsweise leiden mehr als 3 Millionen Bundesbürger unter Neurodermitis, 2 Millionen unter Schuppenflechte. Trockene Haut – sie verursacht Juckreiz, rote Stellen und Abschuppungen – haben gar 25 Millionen Deutsche. Die Ursachen für diese Erkrankungen sind vielfältig – neben der Vererbung spielen zu häufiges Duschen, falsche Ernährung und übertriebenes Sonnenbaden eine große Rolle.

1 Warzen

Warzen sind gutartige Hauttumoren, die vorwiegend durch Viren hervorgerufen werden. Sie sind zwar ansteckend, jedoch infizieren sich nicht alle Menschen, die mit den Viren in Berührung kommen. Die häufigsten Formen sind die sogenannten jugendlichen Flachwarzen, die häufig im Gesicht auftreten, die vulgären Warzen, die besonders an Händen und Füßen auftreten, und die Dornwarzen an der Fußsohle. Diese werden durch Barfußlaufen, zum Beispiel in Schwimmbädern, übertragen und können sehr schmerzhaft sein. Vor allem bei kleineren Kindern kommen auch die sogenannten Dellwarzen bevorzugt am Rumpf vor. Sie sind mit einer klaren Flüssigkeit gefüllt und haben in der Mitte eine kleine Delle. Da nach dem Abheilen aller Warzen eine teilweise Immunität gegen die Viren zurückbleibt, sind solche Warzen im Erwachsenenalter selten.

■ Da Warzen nicht gefährlich sind und nach Monaten bis Jahren meist von selbst verschwinden, sollte man mit aggressiven Behandlungsmethoden zurückhaltend sein. Lediglich kosmetisch sehr störende Warzen beziehungsweise solche, die schmerzen oder leicht verletzt werden und bluten, sollte man entfernen.

■ Die Entfernung von Warzen am Nagelbett kann zu Wuchsstörungen des Nagels führen. Nur konsequente und ausdauernde Behandlung führt zum Erfolg. Nach Anwendung salicylsäurehaltiger, hornhauterweichender Substanzen (zum Beispiel Collomack, Duofilm) kann man die Warzen nach und nach ablösen.

■ Der Arzt kann auch Warzentinkturen verschreiben, die zusätzlich einen Wirkstoff enthalten, der die Zellvermehrung hemmt. Bei Mißerfolg der Aufweichbehandlung kann der Hautarzt die Warze vereisen, ausschaben, elektrisch verschorfen oder mit Laser entfernen.

Phytotherapeutisch sind vor allem 2 Pflanzen zu nennen: der Lebensbaum (Thuja occidentalis) und das Schöllkraut (Chelidonium majus).

Tinctura Thujae (ein alkoholischer Auszug aus dem Lebensbaum) kann äußerlich und innerlich angewendet werden. Von Thuja D3 werden 2- bis 3mal täglich 5 Tropfen eingenommen. Äußerlich 20–50 Tropfen der Tinktur auf ein Hand- oder Fußbad.

Homöopathisch wird Ammonium crudum D4, 3mal täglich 1 Tablette, empfohlen. Bei sehr hartnäckigen Warzen können auch Mistelinjektionen angewandt werden, am besten Birkenmistel (zum Beispiel Abnobaviscum Betulae D5 oder D10). Man injiziert sie unter die Haut in Nähe der Warzen, 3mal wöchentlich für maximal 4 Wochen.

Eines der wirksamsten Hausmittel gegen Warzen ist das Schöllkraut. Der gelbe Saft aus dem frischen Kraut muß direkt aus dem Stengel mehrmals täglich auf die Warze geträufelt werden. Dann gut antrocknen lassen. **Vorsicht: Schöllkrautsaft ist giftig und darf keinesfalls mit Hautwunden oder Schleimhäuten in Berührung kommen oder eingenommen werden.**

Erfolge gibt es auch mit Apfelessig, mit dem die Warzen 2 bis 3 Wochen lang 2mal täglich bestrichen werden.

Einfach, aber erstaunlich wirksam ist der Saft aus Löwenzahnstengeln. Er muß 3mal täglich auf die befallenen Stellen aufgetragen werden. Auch das Auflegen frischer Knoblauchzehen über Nacht führt oft zum Erfolg.

2 Akne

Die gewöhnliche Akne betrifft fast jeden in mehr oder weniger ausgeprägter Form. Sie beginnt mit der Pubertät unter dem Einfluß einer vermehrten Bildung männlicher Hormone (Androgene) auch bei Frauen. Eine vermehrte Talgbildung und Verhornung führt zu Mitessern (Komedonen), die sich durch bakterielle Besiedelung entzünden können und so zu eitrigen Pusteln werden. Neben dieser hormonell bedingten Form der Akne, die fast immer im Alter von 20 bis 25 Jahren verschwindet, kommen auch verschiedene andere Akneformen vor. So können bestimmte Medikamente (zum Beispiel Cortison, aber auch hochdosiertes Vitamin B) eine Akne verursachen. Auch bestimmte Chemikalien (Öl, Teer, chlorierte Kohlenwasserstoffe) am Arbeitsplatz kommen als Auslöser in Frage. Nicht selten ist die Akne auch durch die übermäßige Anwendung zu fetter Pflegecremes »hausgemacht«.

- Die Behandlung der Akne verlangt Geduld und Konsequenz. Da hier eine vermehrte Talgproduktion vorliegt, ist gründliche Reinigung und Entfettung mit synthetischen Seifen (pH-Wert ca. 6,5) wichtig. Die vermehrte Verhornung wird mit Schälkuren mit Benzoylperoxid (Aknefug-oxid, Benzaknen) oder mit Vitamin-A-Säure (verschreibungspflichtig) behandelt.

- Entzündungshemmend wirken die Desinfektion der Haut mit Alkohol oder die Anwendung antibiotikahaltiger Cremes. In schweren Fällen ist auch die Einnahme von Antibiotika (Tetrazyklin) in Tablettenform angezeigt.

- Bei Frauen kann die Einnahme einer geeigneten Antibabypille mit sogenannter anti-androgener Wirkung günstig auf die Haut wirken.

- Die fachgerechte Entfernung von Mitessern bei einer Kosmetikerin verhindert oft Entzündungen.

- Zur Pflege sollten fett- und ölfreie Kosmetika auf Wasserbasis verwendet werden.

■ Bei Akne helfen vor allem Schwefelbäder, zum Beispiel mit Kalium sulfuricum (Weleda): 2- bis 3mal wöchentlich ein Vollbad für 10 bis höchstens 20 Minuten nehmen, anschließend nicht abtrocknen, sondern in ein Badetuch oder Bettlaken hüllen und 1/2 Stunde ruhen. Das wird durch innere Schwefelgaben unterstützt, zum Beispiel in Form von Hepar sulfuris D6 oder Equisetum cum Sulfure tostum D8, jeweils 3mal 8 Tropfen über längere Zeit.

■ Homöopathisch wird die Behandlung sehr nach konstitutionellen Merkmalen variiert, zum Beispiel Kalium bromatum D3 bis D6, 3mal 5 Tropfen, Ledum D3, 3mal 5 Tropfen bei sehr schmerzhaften Pusteln oder Juglans D3, 4mal 5 Tropfen bei Lokalisation an Gesicht, Rücken und Brust.

■ Sehr wichtig ist eine einschneidende Kostumstellung zu Beginn der Behandlung, zum Beispiel eine Kost auf Milch- und Gemüsebasis oder strenges Saft- und Gemüsefasten.

■ Der Leberstoffwechsel kann durch Artischockensirup (zum Beispiel Holle) und Schöllkraut (Chelidonium) in homöopathischer Zubereitung (D6) angeregt werden.

■ Wichtig bei allen Akne-Hausmitteln: Sie müssen über längere Zeit und regelmäßig angewendet werden.

■ Gesichtsmaske: 3 Eßlöffel Heilerde (gibt es in Reformhäusern und Apotheken) mit Zitronensaft und lauwarmem Wasser zu einem dicken Brei vermischen und auf die Haut auftragen. Antrocknen lassen, dann mit lauwarmem Wasser abwaschen. Möglichst 1mal täglich anwenden.

■ Kamillenkompresse: 1 Handvoll Kamillenblüten mit 250 Milliliter kochendem Wasser übergießen und 10 Minuten ziehen lassen. Abseihen, Mullkompressen mit der Flüssigkeit tränken und täglich 30 Minuten auf die betroffenen Hautstellen auflegen.

■ Und: 1 mal täglich vor dem Essen 1 Glas rohen Sauerkrautsaft oder über den Tag verteilt 1 Liter Brennesseltee trinken.

3 Schuppenflechte

Die Psoriasis oder Schuppenflechte ist eine sehr häufige, gutartige und nicht ansteckende Hautkrankheit. Die Anlage zu dieser Krankheit wird vererbt, ausgelöst wird sie zum Beispiel bei Verletzungen oder Entzündungen der Haut, aber auch durch seelische Belastungen. Typisch sind rote, entzündete Stellen an der Haut (besonders häufig an Knien und Ellenbogen und am behaarten Kopf), die von silbrig glänzenden Schuppen bedeckt sind. Auch Schleimhäute, Nägel und Gelenke können betroffen sein. Bei Gelenkbefall sind meist vor allem die Finger- und Zehengelenke von der psoriatischen Gelenkentzündung betroffen. In den Sommermonaten ist die Psoriasis bei 90% der Patienten wesentlich besser als im Winter.

- Am Anfang der Behandlung steht die Ablösung der Schuppen, zum Beispiel durch acetylsalicylsäurehaltige Salben. Danach wird die Haut gefettet oder mit feuchtigkeitsbindenden Cremes (mit Glyzerin oder Harnstoff) gepflegt. Zusätzlich sollten täglich Sole- oder Ölbäder genommen werden (Balneum Hermal, Oelbad Cordes F).

- Bei Bedarf werden Salben oder Cremes verwendet, die die übermäßige Verhornung verlangsamen und entzündungshemmend wirken. Sie enthalten als Wirkstoff z.B. Dithranol, Steinkohlenteer oder Calcipotriol. Die Behandlung sollte immer in Absprache mit einem Hautarzt erfolgen, auch wenn viele der äußerlich anwendbaren Psoriasismittel, außer den cortisonhaltigen, rezeptfrei erhältlich sind.

- Beim Hautarzt kann in schweren Fällen auch eine UV-Bestrahlung der Haut nach innerlicher oder äußerlicher Vorbehandlung mit Medikamenten vorgenommen werden.

- Heute geht man davon aus, daß bei der Psoriasis eine Störung des Immunsystems besteht. Neue Medikamente hemmen spezifisch Immunzellen und Entzündungsstoffe, die die Krankheit auslösen.

Am Anfang muß immer eine drastische Kostumstellung stehen, zum Beispiel 14 Tage Reis-Apfel-Diät und Gemüsesäfte, dazu 2 bis 3 Liter Mineralwasser trinken.

Vollbäder mit Birkenblättern oder bei stärkerer Entzündung Eichenrinde (jeweils 2 Liter Tee auf ein Vollbad) so wie innerlich ein »Stoffwechseltee« (Fol. Sennae 40,0; Fruct. Carvi, Flor. Chamomillae, Stipit. Dulcamarae aa 20,0), morgens und abends je 1 Tasse kalt getrunken, unterstützen die medikamentöse Behandlung. Diese wird vom Arzt rezeptiert werden, doch kann zum Beispiel Quarz als Heilerde (zum Beispiel Luvos) innerlich oder die von R.F. Weiß empfohlene Wurzel der in Mittelamerika heimischen Sarsaparille (Radix Sarsaparillae) als Tee (abends 1 Eßlöffel mit 1 Liter Wasser kalt ansetzen, morgens 20 Minuten aufkochen und je die Hälfte morgens und abends trinken) auch zur Selbstmedikation empfohlen werden.

Äußerlich genügt oft das Einreiben mit Leinöl (Ol. Lini), eventuell mit einem Zusatz von 1 bis 2% Johanniskrautöl (Ol. Hyperici).

Die besten Hausmittel bei Schuppenflechte sind Bäder. 3 der wirksamsten:

Stiefmütterchenbad: 60 Gramm getrocknete Stiefmütterchen mit 1 Liter kochendem Wasser übergießen. 10 Minuten ziehen lassen, abseihen und die Flüssigkeit direkt ins Badewasser geben. 2mal wöchentlich anwenden.

Heublumenbad: 500 Gramm Heublumen mit kochendem Wasser übergießen, 10 Minuten ziehen lassen und diesen Sud nochmals 10 Minuten aufkochen. Abseihen und ins Badewasser geben. 2mal wöchentlich.

Salzbad: 2mal pro Woche je 20 Minuten in lauwarmem Wasser mit Salz aus dem Toten Meer (in Apotheken und Drogerien erhältlich) baden.

4 Fußpilz

Fußpilz tritt vor allem in den Zehenzwischenräumen auf. Dort rötet sich die Haut, es bilden sich juckende Bläschen, die Haut kann schuppen und aufgeweicht wirken. Der Pilz kann aber auch Fußsohlen und Handflächen befallen. Solche Pilzerkrankungen gehen mit Hornhautverdickung, Schuppung und tiefen Einrissen der Hornhaut einher. Bei Befall der Fuß- und Fingernägel verdicken sich die Nägel, sie verfärben sich gelb und können krümelig zerfallen. Die häufigsten Erreger des Fußpilzes sind Faden- und Hefepilze. Sie kommen auch bei vielen Gesunden auf der Haut vor. Damit sich eine Pilzerkrankung entwickelt, müssen ungünstige Bedingungen gegeben sein, wie beispielsweise Feuchtigkeitsstau durch synthetische Strümpfe und Schuhe, mangelnde Durchblutung von Händen und Füßen oder Abwehrschwäche des Körpers. Zu enge Schuhe fördern die Entstehung eines Nagelpilzes.

- Voraussetzung für eine erfolgreiche Behandlung des Fußpilzes ist die Beachtung allgemein vorbeugender Maßnahmen. Es sollten ausschließlich Strümpfe und Schuhe aus Naturmaterialien getragen werden und täglich gewechselt werden.

- Füße und Zehenzwischenräume müssen stets sorgfältig abgetrocknet, Handtücher täglich gewechselt werden. Socken und Handtücher bei mindestens 60 °C waschen.

- Die meisten äußerlichen Pilzmittel sind rezeptfrei (zum Beispiel Canesten, Clotrimazol Creme 1%), so daß sie bei bekanntem Pilz auch ohne ärztliche Verordnung angewendet werden können. Dennoch sollte der Hautarzt den beteiligten Pilz identifizieren, um gezielt behandeln zu können. Die Behandlung muß über 2 bis 3 Wochen fortgesetzt werden, auch wenn die Beschwerden innerhalb weniger Tage verschwinden.

- Bei vielen Menschen kehrt der Fußpilz immer wieder. Das ist lästig, aber nicht gefährlich.

- Bei Nagelpilz verschreibt der Hautarzt spezielle Nagellacke, in schweren Fällen auch Tabletten zum Einnehmen.

■ Voraussetzung für den therapeutischen Erfolg ist eine strenge Eigen- und Umgebungshygiene, wozu auch die Desinfektion der Strümpfe und Schuhe gehört.

■ Lokal Fußbäder mit Rosmarin (zum Beispiel Rosmarin-Bademilch Weleda) und anschließend Wecesin Puder zwischen die Zehen, zusätzlich Pinselungen mit Tinctura Benzoes.

■ Innerlich homöopathisch vor allem Konstitutionsmittel wie Sulfur D30, 1 mal wöchentlich 1 Tablette, eventuell im Wechsel mit Psorinum D30; bei starkem nächtlichem Juckreiz Arsenicum album D6, 3mal täglich 5 Tropfen.

■ Ein bewährtes Hausmittel bei Fußpilz sind Fußbäder.

■ Eichenrindenfußbad: 500 Gramm Eichenrinde mit 2 Liter kaltem Wasser ansetzen und 1 Stunde ziehen lassen. Dann den Sud erhitzen und 1 Stunde auf kleiner Flamme kochen. Das Ganze abseihen und abkühlen lassen. Das Bad – 1mal täglich lauwarm angewendet – wirkt entzündungshemmend und lindert schnell unangenehme Beschwerden.

■ Statt der Eichenrinde kann auch Schachtelhalm (Zinnkraut) verwendet werden. Die Zubereitung und Anwendung des Bades bleibt unverändert.

5 Neurodermitis

Die Neurodermitis ist eine in Schüben verlaufende Hauterkrankung, die meist schon im 1. Lebensjahr auftritt. Im Säuglingsalter erscheint sie oft als Milchschorf, um dann später im Kindesalter in die typische Ekzemform überzugehen. Charakteristisch ist die trockene, entzündete, stark juckende Haut – vor allem in den Ellenbeugen und Kniekehlen und an der Innenseite der Oberschenkel. Die Veranlagung ist erblich. Die Neurodermitis ist zwar keine Allergie, jedoch haben diese Patienten häufig zusätzlich allergische Erkrankungen. Der Verlauf läßt sich nicht vorhersagen. Die Krankheit kann nach Abheilen des Milchschorfes beendet sein, sie kann sich lediglich als trockene Haut äußern oder auch zu sehr schweren Entzündungen der gesamten Haut führen. Die Ekzemschübe werden normalerweise mit der Zeit milder, nach der Pubertät bestehen meist nur noch geringe Hauterscheinungen.

■ Ein Neurodermitispatient behält lebenslang eine besondere Hautempfindlichkeit, die spezielle Pflege erfordert. Eine konsequente tägliche Hautpflege mit Harnstoffcremes (Balisa, Basodexan) und fetten Pflegemitteln (zum Beispiel Linola-Fettcreme) ist genauso wichtig wie eine wenig entfettende Hautreinigung mit Ölbädern (zum Beispiel Oelbad Cordes).

■ Im akuten Schub sollte sofort der Hautarzt aufgesucht werden, damit durch die kurzfristige Behandlung mit rezeptpflichtigen Wirkstoffcremes eine starke Verschlimmerung verhindert wird.

■ Nachtkerzenöl hilft oft in Form von Cremes oder innerlich (Epogam, Gammacur).

■ Direkt auf der Haut sollte möglichst nur weiche Baumwolle oder Seide getragen werden. Waschpulver immer sparsam dosieren und die Wäsche 1–2mal zusätzlich spülen. Mäßige UV-Bestrahlung bessert meist den Hautbefund.

Diese sehr chronische, meist genetisch disponierte Hautkrankheit hat immer eine stark psychosomatische Wurzel. Deshalb gehören in den Mittelpunkt der Behandlung Psychotherapie oder künstlerische Therapien aus der anthroposophischen Medizin, zum Beispiel Heileurhythmie und Musiktherapie.

Als Bäderzusatz bewährt sind Lavendel- und Johanniskrautöl oder bei stark entzündlichem Anteil auch Eichenrinde.

Innerlich helfen gegen den quälenden Juckreiz Präparate aus der Nachtkerze (zum Beispiel Epogam 1000 Kapseln) mit ihrem hohen Anteil an Gamma-Linolsäure, zusätzlich Arsencium album D6, 3mal 8 Tropfen, eventuell auch in der Hochpotenz D30, 15 Tropfen vor dem Schlafengehen.

Homöopathisches Hauptmittel ist Calcium carbonicum Hahnemanni D12, 2mal täglich 1 Tablette.

Grundsätzlich gehört die Neurodermitis in ärztliche Behandlung, Hausmittel sollten nur nach Rücksprache mit dem Arzt angewendet werden.

Am kostengünstigsten, einfachsten, aber auch am wirksamsten zur Bekämpfung des Juckreizes sind Bäder mit schwarzem Tee. Dazu 25 Gramm schwarzen Tee in 1 Liter Wasser aufkochen. 10 Minuten ziehen lassen, filtern und den Tee ins Badewasser geben. Nicht länger als 10 Minuten baden.

6 Gürtelrose

Die Gürtelrose oder Herpes zoster ist eine Zweitinfektion mit demselben Virus, das auch die Windpocken verursacht. Sie betrifft überwiegend Erwachsene zwischen 50 und 70 Jahren. Meist kommt es zunächst zu einer streng einseitigen »gürtelförmigen« Rötung der Haut im Versorgungsgebiet eines oder mehrerer Hautnerven. Gleichzeitig oder auch schon etwas vorher kommt es zu einem scharfen, einschießenden Schmerz im betroffenen Gebiet. Kurz darauf bilden sich kleine flüssigkeitsgefüllte Bläschen, die nach 1 Woche eintrocknen und Krusten bilden. Normalerweise heilt der Zoster nach 2 bis 3 Wochen ab. Gefürchtet sind starke Nervenschmerzen, sogenannte postzosterische Neuralgien, die noch Monate oder Jahre anhalten können. Bei Befall von Nerven im Gesicht besteht die Gefahr einer Augenbeteiligung, eine augenärztliche Kontrolle ist unbedingt notwendig.

■ Entscheidend für eine effektive Behandlung ist ein möglichst früher Behandlungsbeginn. Durch die Therapie mit einem Medikament, das die Virusvermehrung hemmt (Zovirax, Aciclovir, verschreibungspflichtig), kann unter Umständen das Entstehen einer schweren Form der Gürtelrose mit starken Nervenschmerzen verhindert werden. Die Hautbläschen sollten austrocknend behandelt werden (zum Beispiel mit Anaesthesulf Lotion).

■ Leichtere Nervenschmerzen lassen sich mit einem einfachen Schmerzmittel (Aspirin, Paracetamol) behandeln, manchmal muß der Arzt stärkere Schmerzmittel verschreiben.

■ Gute Behandlungserfolge gegen die Schmerzen lassen sich nicht selten durch Akupunktur erzielen. Auch hier gilt, daß ein früher Therapiebeginn wichtig ist.

■ Aus der Homöopathie stammt die sehr effektive Behandlung mit Mecereum D3. Man muß möglichst früh beginnen und alle 2 Stunden 5 Tropfen über mehrere Tage einnehmen, am besten im Wechsel mit Rhus toxicodendron D4, ebenfalls alle 2 Stunden.

■ Wenn möglich, lasse man zu Beginn für einige Tage subcutan Quarz D30 und Aconitum D30 2mal täglich in den Rückenbereich im Segment der Gürtelrose injizieren, was besonders gegen die oft sehr heftigen Schmerzen hilft.

■ Lokal nur trocken behandeln, zum Beispiel mit Wecesin Puder.

■ Zur Behandlung der Gürtelrose gibt es eine Vielzahl von Hausmitteln, als wirklich wirksam haben sich allerdings nur einige wenige erwiesen. Hier die wichtigsten (nach Rücksprache mit dem Arzt anwenden):

■ Huflattich-Kompressen: 1 Handvoll frische Huflattichblätter 3 Minuten in kochendes Wasser legen, abtropfen lassen und 1 mal täglich 30 Minuten direkt auf die Gürtelrose auflegen.

■ Zinnkraut-Kompressen: Vom Zinnkraut 250 Gramm in 1 Liter kaltem Wasser ansetzen und 1 Stunde ziehen lassen. Den Sud 30 Minuten auf kleiner Flamme aufkochen und abseihen. Dann eine Baumwollwindel mit der warmen Flüssigkeit tränken, auf die Gürtelrose auflegen und mit einem Wolltuch abdecken. 1 mal täglich anwenden.

■ Außerdem helfen Ringelblumentinktur (schmerzende Stellen betupfen), Abreibungen mit Essigwasser (100 Milliliter Obstessig auf 1 Liter Wasser) und warme Kohlblätter (in Wasser erhitzen und 2mal täglich auf die Gürtelrose auflegen).

7 Ekzeme

Unter einem Ekzem versteht man eine nicht ansteckende, entzündliche Hautveränderung, die durch Rötung, Knötchen- und Bläschenbildung, Nässen, Schuppenbildung und meist auch Juckreiz gekennzeichnet ist. Die Ursachen sind vielfältig. Am häufigsten ist das allergische Kontaktekzem, das vor allem durch Metalle (Nickel, Chromat), Epoxidharze, Desinfektions- und Konservierungsmittel sowie Kosmetika ausgelöst wird. Es kann aber auch von Stäuben (Zement- und Holzstaub) oder Dämpfen (Parfumsprays, ätherische Öle) verursacht werden. Auch die sogenannte Windeldermatitis (Seite 174/175) ist ein Kontaktekzem, das durch den Ammoniak in Urin und Stuhl ausgelöst wird. Eine weitere häufige Form ist das seborrhoische Ekzem, das vor allem bei Männern im Bereich der Augenbrauen, des Haaransatzes und des Brustbeins auftritt und meist von starken Kopfschuppen begleitet wird.

■ Die Behandlung des Ekzems richtet sich nach der auslösenden Ursache. Beim allergischen Kontaktekzem ist es außerordentlich wichtig, den allergieauslösenden Stoff zu finden und zu vermeiden. Während des akuten allergischen Schubs sind cortisonhaltige Salben oder Lotionen sinnvoll.

■ Bei chronischen Kontaktekzemen werden normalerweise fettende Salben, oft mit Teerzusätzen, eingesetzt.

■ Bei Ekzemen der Hände sind konsequente Pflege und Schutz der Haut Voraussetzung für einen dauerhaften Erfolg (Handschuhe, wasserabweisende Arbeitsschutzsalben, Fetten der Haut nach jedem Kontakt mit Wasser oder Reinigungsmitteln).

■ Zur Behandlung einer Windeldermatitis muß die Haut trocken gehalten werden (häufiger Windelwechsel, trocken fönen nach dem Waschen, Nässeschutz durch Pasten wie Penatencreme oder Zinkpaste). Sollte das nicht helfen, Stuhl auf Hefepilze untersuchen lassen.

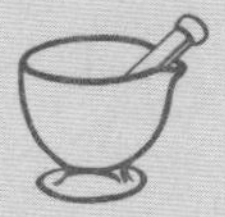

Bei feucht-exsudativen Ekzemen helfen Bäder mit Eichenrinde, jeden 2. Tag für maximal 2 Wochen, eventuell auch Vollbäder mit dem Zusatz eines Aufgusses von Blättern des Walnußbaums (Juglans regia).

Wildes Stiefmütterchenkraut und weiße Taubnesselblüten werden als feuchte Umschläge oder auch innerlich als Tees genommen.

Homöopathisch werden wiederum vielfältige Mittel genannt, die stark nach Konstitution des Patienten und Art und Aussehen des Ekzems differieren und die fachkompetente Verordnung voraussetzen.

Aus der anthroposophischen Medizin ist die Einnahme von Dermatodoron, 3mal 20 Tropfen, über eine längere Zeit zu empfehlen, unterstützt durch subcutane Injektionen von Quarz D10, 2- bis 3mal wöchentlich.

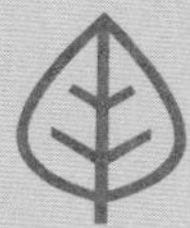

Als Hausmittel zur innerlichen Anwendung empfiehlt sich Stiefmütterchentee: Dazu werden 30 Gramm Stiefmütterchen mit 500 Milliliter kochendem Wasser übergossen. 10 Minuten ziehen lassen, abseihen und über den Tag verteilt trinken. Das sollte täglich wiederholt werden, bis sich die Ekzeme bessern. Äußerlich gibt es verschiedene Therapien:

Eichenrindenbad: (Die Zubereitung finden Sie unter »Fußpilz«, Seite 48/49.)

Zinköl: Nässende Ekzeme mehrmals täglich mit Zinköl aus der Apotheke betupfen.

Abwaschung mit Essigwasser: Dazu 200 Milliliter Obstessig mit 2 Liter kaltem Wasser verdünnen und die betroffenen Stellen damit abwaschen. Falls es brennt, stärker verdünnen.

Kamillenumschläge: 1 Eßlöffel getrocknete Blüten mit 250 Milliliter kochendem Wasser übergießen. 10 Minuten ziehen lassen und abseihen. Eine Stoffwindel mit dem Sud tränken und mehrmals täglich auf das Ekzem auflegen.

8 Nesselsucht

Unter einer Nesselsucht (Urticaria) versteht man schnell entstehende, juckende Quaddeln, die rot oder weißlich sein können (wie nach Berührung einer Brennessel). Die Quaddelschübe treten bevorzugt abends und nachts auf, da dann die körpereigene Cortisolproduktion am niedrigsten ist. Neben den Hauterscheinungen kann es zum Anschwellen der Lippen und der oberen Luftwege kommen (Erstickungsgefahr). Häufige Ursache der Nesselsucht sind Allergien (zum Beispiel Nahrungsmittelallergene in Hülsenfrüchten, Gewürzen, Fisch oder Schalentieren, Konservierungs- und Farbstoffe in Lebensmitteln oder Medikamente wie Penicillin, Aspirin). Auch Wärme (Schwitzen) und Kälte sowie Sonnenlicht können die Quaddeln entstehen lassen.

■ Bei leichten Formen der Nesselsucht ohne Beeinträchtigung des Allgemeinbefindens reicht es häufig aus, die betroffenen Hautareale mit feuchten Umschlägen zu kühlen und mehrere Calcium-Brausetabletten (Calcium Sandoz forte, Löscalcon) über den Tag verteilt einzunehmen.

■ Sogenannte Antihistaminika lindern den Juckreiz. Es gibt sie zum Einnehmen (Lorano, Zyrtec) und als Gel zum Einreiben (Systral, Tavegil). Sie dürfen aber nicht großflächig aufgetragen werden.

■ Bei Atemnot, Übelkeit und Schweißausbrüchen sowie großflächiger und stark juckender Quaddelbildung sofort zum Arzt, es handelt sich um einen Notfall. Er verschreibt Antihistaminika bzw. Cortisonpräparate.

Nesselsucht ist eine meist harmlose allergische Reaktion der Haut, die auch gefährlich sein kann, wenn die Schleimhäute betroffen sind und dann zum Beispiel Atem- oder Schluckbeschwerden auftreten. Gelegentlich gibt es auch chronisch rezidivierende Formen.

Homöopathisch kann Apis D4 bis D6, Acidum Formicicum D6 oder Urtica urens D6, jeweils alle 1 bis 2 Stunden 5 Tropfen, empfohlen werden, als Basismittel auch Dermatodoron, 3mal 20 Tropfen.

Erwähnenswert ist auch die biologische Urtikaria-Therapie Pascoe, die schwerpunktmäßig über eine Regulierung und Sanierung der Darmflora wirkt. Fragen Sie hierzu Ihren Arzt oder Heilpraktiker.

Gegen den Juckreiz helfen feuchte Essigwasser-Umschläge. Dazu 200 Milliliter Essigwasser mit 2 Liter Wasser vermischen. Damit ein sauberes Küchentuch tränken und auf die juckenden Stellen auflegen. Mehrmals täglich anwenden.

Innerlich hat sich Brennessel-Zinnkrauttee bewährt: 30 Gramm Brennesselblätter, 15 Gramm Schachtelhalm (Zinnkraut) und 5 Gramm Malven mischen und mit 250 Milliliter kochendem Wasser übergießen. 5 bis 10 Minuten ziehen lassen, abseihen und jeweils morgens und abends 1 Tasse trinken.

9 Haarausfall

Ein Haarverlust von bis zu etwa 100 Haaren am Tag ist normal. Bei übermäßigem Haarverlust kann durch die mikroskopische Untersuchung von 70 bis 100 ausgerissenen Haaren Aufschluß über die Art des Haarausfalles gewonnen werden. Wichtige Hinweise auf die Ursache sind außerdem die Verteilung (zum Beispiel diffuser oder kreisrunder Haarausfall) und Begleitsymptome, die auf innere Krankheiten oder Hauterkrankungen hinweisen. Akuter Haarausfall kann von Medikamenten oder Röntgenstrahlen ausgelöst werden. Bei Frauen ist Haarausfall nach einer Entbindung oder in den Wechseljahren nicht ungewöhnlich. Die mit Abstand häufigste Form des Haarausfalls ist die sogenannte androgenetische Glatzenbildung bei Männern unter dem Einfluß der männlichen Geschlechtshormone. Die Anlage dazu wird vererbt und betrifft 5% aller Männer schon vor dem 20. Lebensjahr.

- Eine ausreichende Versorgung mit Vitaminen und Spurenelementen ist Voraussetzung für normalen Haarwuchs. Bei ungewöhnlichem Haarausfall kann die versuchsweise Einnahme von Multivitaminpräparaten sinnvoll sein. Auch sollte man an Eisenmangel denken und gegebenenfalls mit einem Eisenpräparat behandeln.

- Mittlerweile gibt es wirksame verschreibungspflichtige Medikamente gegen Glatzenbildung bei Männern. Ob die dabei möglichen Nebenwirkungen akzeptabel sind, sollte mit dem Arzt geklärt werden.

- Östrogenhaltige Haarwasser können zwar helfen, jedoch sollten sie von Männern wegen der Gefahr einer allgemein verweiblichenden Wirkung nicht angewendet werden.

- Bei Frauen können spezielle Hormonpräparate (zum Beispiel manche Antibabypillen) den Haarausfall bremsen.

■ Häufig liegt eine genetisch-familiäre Disposition vor, so daß man nicht mit allzu großen Therapieerfolgen rechnen darf. Anders kann das sein, wenn der Haarausfall Symptom einer Erschöpfung der Lebenskräfte nach schweren Erkrankungen ist. Dann hilft innerlich Thuja D3, 3mal 8 Tropfen, oder auch Thallium sulfuricum D6, 3mal 1 Tablette täglich.

■ Allgemein wird homöopathisch 3mal 1 Tablette Pel Talpae D3 empfohlen, neuerdings auch Selen (selen-loges 50 µg, 1 Tablette täglich über längere Zeit).

■ R.F. Weiß empfiehlt als Haarspiritus zur lokalen Einreibung folgendes Rezept: Ol. Lavendulae und Ol. Calami aa 1,0; Tinctura Gentianae 10,0; Spiritus Rosmarini ad 100,0.

■ Bei massivem Haarausfall ohne organischen Grund die kahlen Hautstellen 3mal täglich mit einer halbierten frischen Zwiebel einreiben.

■ Oder: 30 Gramm Brennesselblätter in 1 Eßlöffel Essig und 1 Liter Wasser aufkochen, abseihen und damit jeden 2. Tag die Haare waschen. Hilft vorbeugend gegen Haarausfall.

■ Das gilt auch für Haarwechselduschen: täglich mehrmals im Wechsel die Kopfhaut kalt und warm abduschen. Wichtig: mit kaltem Wasser aufhören. Das regt die Durchblutung an.

10 Sonnenallergie

Es handelt sich um rote Knötchen, Bläschen und Quaddeln, die stark jucken und nach Sonnenbestrahlung bevorzugt im Brust- und Halsbereich auftreten. Oft genügt, speziell im Frühling, wenn die Haut noch nicht gebräunt ist, schon kurze Sonnenbestrahlung. Der Juckreiz kann besonders bei Wärme sehr quälend sein. Es ist nicht ganz geklärt, warum es bei immer mehr Menschen zu solchen Reaktionen auf das Sonnenlicht kommt. Neben dem übertriebenen Sonnen werden auch Emulgatoren in der Sonnenmilch und in anderen Körperpflegeprodukten dafür verantwortlich gemacht.

■ Die beste Vorbeugung und Behandlung einer Sonnenallergie ist der Schutz vor Sonnenlicht durch schützende Kleidung (zum Beispiel breitkrempiger Sonnenhut, luftige, aber hochgeschlossene Kleidung) und Aufenthalt im Schatten. Die Haut sollte sich im Frühling langsam an die Sonne gewöhnen können, bei Urlaubsreisen in südliche Länder kann die vorsichtige Vorbräunung in einem Sonnenstudio sinnvoll sein.

■ Bei Neigung zu Sonnenallergie kann man 4 Wochen vor dem Urlaub beginnen, Betacaroten (Apotheke), Vitamin C oder Vitamin E einzunehmen.

■ Für Sonnenempfindliche sind Sonnenschutzmittel mit hohem UVA-Schutz und dem Lichtschutzfilter Mexoryl besonders geeignet. Außerdem sollten sie fett- und emulgatorfrei sein.

■ Bei akuter Sonnenallergie keine Körpermilch benutzen, sondern lieber die Haut mit feuchten Umschlägen kühlen und zusätzlich Calcium-Brausetabletten einnehmen. Seit kurzem gibt es zur Linderung auch rezeptfreie Lotionen mit geringem Cortisonzusatz (z. B. Fenistil Hydrocortison).

- Ein sehr rasch wirkendes Mittel ist Combudoron, eine Kombination von Arnika und Brennessel. Am raschesten wirken feuchte Umschläge, im weiteren dann auch das kühlende Gel. Die Schmerzen lassen innerhalb kürzester Zeit nach. Bei ausgedehntem Sonnenbrand kann Combudoron auch als Vollbad angewandt werden.

- In der Phytotherapie werden auch Pappelknospen zur äußeren Anwendung empfohlen.

- Homöopathisch gibt man Belladonna D3, 3mal 5 Tropfen täglich, bei Bindehautbeteiligung Euphrasia-Augentropfen, gegen die Allgemeinsymptome Glonomium D4 bis 6, Arsenicum album D6 oder Rhus toxicodendron D4 bis 6, mehrmals täglich 5 Tropfen.

- Bei Sonnenallergie empfiehlt sich Natrium chloratum D12 bis D30, 1 mal täglich 5 Tropfen, weiterhin 3mal 20 Tropfen Dermatodoron.

- Gegen akuten Juckreiz: Die juckenden Stellen mit einer Lösung aus 2 Teelöffel Apfelessig und 250 Milliliter abgekochtem Wasser einreiben und trocknen lassen.

- Zusätzlich viel Wacholderbeerentee trinken. Dazu 1 Teelöffel Wacholderbeeren zerstoßen, mit 250 Milliliter kochendem Wasser übergießen und nochmals kurz aufkochen lassen. Abseihen und 1 mal täglich 1 Tasse mit Honig gesüßt trinken.

Vorbeugung

Die Haut ist häufig Spiegel der inneren Stoffwechselprozesse und auch des seelisch-emotionalen Lebens. Je ausgeglichener der Mensch ist, um so weniger läuft er Gefahr, Erkrankungen der Haut zu erleiden. Funktionieren die natürlichen Ausscheidungen über Darm und Nieren nicht genügend, kann die Haut mißbräuchlich Ausscheidungsorgan werden. Deshalb sind alle Maßnahmen zur regelmäßigen Harnausscheidung und Verdauung auch vorbeugend gegen Erkrankungen der Haut wirksam. Auch spielt die Ernährung eine entscheidende Rolle. Die heute allgemein empfohlene Vollwertkost ist vor allem für die gesunde Haut von Bedeutung.

Kalte Hände und Füße sind anfälliger für die Bildung von Warzen, daher speziell im Winter die Hände und Füße warmhalten.

Die Haut reagiert oft mit Reizungen aller Art auf zu häufiges Waschen. Tägliches Duschen und Baden trocknet die Haut aus und begünstigt die Entstehung von Hauterkrankungen. Wenn man täglich duscht, sollte man nicht jedesmal Seife oder Duschbad benutzen. Vorsicht auch mit zuviel Sonne und übertriebener Verwendung von Make-up und anderen Kosmetika.

Adressen

Psoriasis:
Deutscher Psoriasis Bund, Seewartenstr. 10, 20459 Hamburg, Tel. 040/223399-0
www.psoriasis-bund.de

Neurodermitis:
Deutscher Neurodermitiker-Bund, Spaldingstr. 210, 20097 Hamburg, Tel. 040/230810
www.dnb-ev.de

Bundesverband Neurodermitiskranker, Oberstr. 171, 56154 Boppard, Tel. 06742/ 8713-0
www.neurodermitis.net

Chronische Zosterschmerzen:
Deutsche Schmerzliga, Adenauerallee 18, 61440 Oberursel, Tel. 0700/375375375
www.schmerzliga.de

Allergien:
Deutsche Haut- und Allergiehilfe, Gotenstr. 164, 53175 Bonn, Tel. 0228/30821-0

Arbeitsgemeinschaft Dermatologische Prävention, Postfach 10 07 45, 20005 Hamburg, Tel. 040/234336
www.unserehaut.de

Herz · Kreislauf

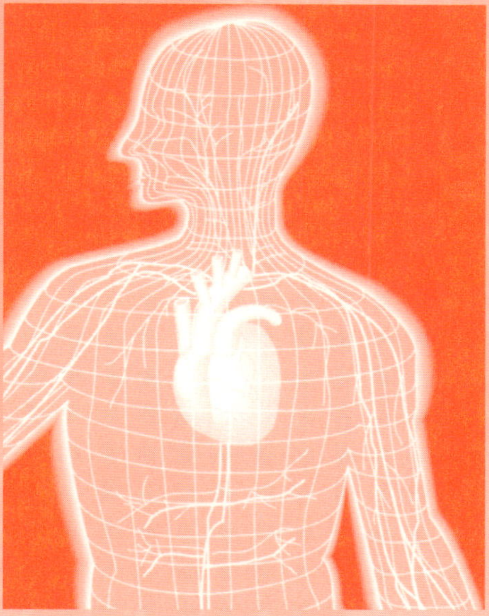

Beeindruckend, was unser Herz im Laufe eines Lebens leistet: Es schlägt rund 100 000 mal pro Tag – 2 1/2 Milliarden Mal in 70 Jahren. Unermüdlich und normalerweise ohne Störungen paßt es sich ständig wechselnden Belastungen an. Allerdings sollte es gut behandelt werden, damit es fit bleibt. Wahre »Herzkiller« sind Rauchen, Bluthochdruck, Übergewicht, Bewegungsmangel und Streß.
Die Folgen davon sind verheerend: Immer noch sterben in Deutschland mehr Menschen an Herz-Kreislauf-Erkrankungen (etwa 400 000 pro Jahr) als an Krebs. Und das, obwohl jeder einzelne sein persönliches Risiko mit einfachen Mitteln deutlich reduzieren könnte.

1 Angina pectoris

Unter Angina pectoris versteht man ein Engegefühl oder Schmerzen hinter dem Brustbein, die auch in den Hals, das Kinn, die Arme oder den Oberbauch ausstrahlen können. Diese Beschwerden können bei körperlicher oder seelischer Belastung (stabile Angina pectoris), aber auch unerwartet bereits unter Ruhebedingungen (instabile Angina pectoris) auftreten. Ursache ist eine Verengung der Herzkranzgefäße durch Ablagerungen und Entzündungsvorgänge, gelegentlich aber auch durch krampfartige Gefäßverengungen. Als Folge kommt es zu einem verminderten Blutfluß in den Herzkranzgefäßen sowie zu einer verminderten Sauerstoffversorgung des Herzmuskels, besonders in Belastungssituationen mit einem erhöhten Sauerstoffbedarf. Wichtige Risikofaktoren, die die Verengung der Herzkranzgefäße begünstigen, sind Rauchen, Übergewicht, Bluthochdruck, Bewegungsarmut, Diabetes und Fettstoffwechselstörungen.

- Begleitend zu einer medikamentösen Therapie ist die Änderung der Lebensumstände wichtig. Das Rauchen muß auf jeden Fall aufgegeben werden. Übergewicht sollte abgebaut, Bluthochdruck behandelt werden. Regelmäßiges körperliches Ausdauertraining (Schwimmen, Joggen, Radfahren) verbessert auf Dauer das Sauerstoffangebot an den Herzmuskel.

- In der Langzeitbehandlung werden Nitrate, Betablocker und Calciumantagonisten einzeln oder in Kombination eingesetzt, die über unterschiedliche Wirkmechanismen den Sauerstoffbedarf des Herzmuskels senken bzw. die Herzdurchblutung verbessern.

- Auch wenn häufig im akuten Anfall eine rasche Schmerzlinderung durch Nitrokapseln oder -spray erzielt werden kann, muß ein Arzt hinzugezogen werden. Bleibt die Beschwerdesymptomatik trotz Nitrogaben bestehen, muß unverzüglich der Notarzt benachrichtigt werden (Gefahr eines Herzinfarktes).

- Unter Umständen kommt eine operative Weitung der Herzkranzgefäße oder eine Bypass-Operation in Frage.

■ Naturheilkundlich kommt vor allem die Behandlung von Frühstadien und funktioneller Symptomatik in Betracht. Dazu gibt es verschiedene sehr effiziente Möglichkeiten.

■ Genannt sei vor allem Cactus grandiflorus (»Königin der Nacht«) D1 bis D3, mehrmals täglich 10 bis 15 Tropfen, im Schmerzanfall auch 50 Tropfen auf 1/2 Glas Wasser, das schluckweise getrunken wird. Ähnlich gute Wirkungen haben 50 Tropfen Arnika Urtinktur.

■ Hilfreich sind auch Ammi-Visnaga-Früchte, zum Beispiel in Kombination mit Weißdorn als Stenocrat N Dragees und Tropfen.

■ Ein weiteres Mittel ist der Galgant-Wurzelstock als Tinktur oder in Tablettenform, besonders symptomatisch beim Auftreten von Beschwerden.

■ Zur langfristigen Behandlung und auch zur Vorbeugung sind Magnesium phosphoricum D3 bis D6, 3mal täglich 8 Tropfen, und standardisierte Weißdornpräparate (zum Beispiel Crataegutt Novo 450) zu nennen. Auch die Einreibung der Herzgegend mit einer Goldsalbe (Ungt. Aurum met. praep. D5) oder eine warme Kompresse mit Arnika-Essenz ist hilfreich und schafft Erleichterung.

■ Machen Sie mehrmals täglich ansteigende Armbäder (nur mit dem rechten Arm!) oder Wechselfußbäder. Das Armbad wird langsam von 35 °C auf 45 °C gesteigert.

■ Beim Wechselfußbad die Füße 3 Minuten in einen Eimer mit warmem Wasser stellen, dann 10 Sekunden in einen Eimer mit kaltem Wasser. 2mal wechseln, mit kaltem Wasser aufhören.

■ Nehmen Sie 2mal wöchentlich vor dem Schlafengehen ein warmes Vollbad mit Lavendel- oder Baldrianzusatz (gibt es in der Apotheke als Konzentrat).

■ Wichtig ist auch, daß Sie regelmäßig Weißdorntee trinken. Er wirkt entspannend und fördert den Kreislauf. 1 Teelöffel Weißdorn (aus der Apotheke) mit 1/4 Liter kochendem Wasser übergießen, 6 Minuten ziehen lassen, abseihen und mindestens 3mal pro Tag warm trinken.

2 Herzmuskelschwäche

Bei Herzmuskelschwäche kann das Herz nicht die benötigte Blutmenge pumpen. Folge ist ein Stau des zum Herzen zurückfließenden Blutes (Rechtsherzinsuffizienz), eine vermehrte Blutfüllung und ein erhöhter Blutdruck der Lungenblutgefäße und ein Blut- und damit Sauerstoffmangel in den zu versorgenden Organen (Linksherzinsuffizienz). Ursachen sind zum Beispiel Überlastung der Herzkammern durch zu hohen Blutdruck, Herzklappenfehler oder Ausfall von Herzmuskelgewebe durch Minderdurchblutung (Angina pectoris, Herzinfarkt). Symptome bei Linksherzinsuffizienz sind mangelnde körperliche und geistige Belastbarkeit, Atemnot und Husten speziell im Liegen, bei Rechtsherzinsuffizienz Wassereinlagerungen (Ödeme) an den Unterschenkeln, besonders abends. Der Blutrückstau in die Organe kann zu verschiedenen Beschwerden, zum Beispiel Verdauungsstörungen und Leberschwellung, führen.

■ Bei Bestehen einer Herzmuskelschwäche ist das Einhalten einer kochsalzarmen Diät wichtig, da Kochsalz zu einer vermehrten Wasseraufnahme in den Körperkreislauf und damit zu einer Volumenbelastung des Herzens führt. Auf den Salzgehalt in Fertiggerichten, Wurst und Käse sowie in Mineralwässern achten! Auch die Trinkmenge muß unter Umständen eingeschränkt werden.

■ Belastungen für das Herz durch Übergewicht oder unangemessene körperliche Betätigung müssen vermieden werden, da es sonst zu einer akuten Dekompensation des Herzens, dem sogenannten Pumpversagen, kommen kann.

■ Die chronische Herzmuskelschwäche wird heute je nach Ursache und Schweregrad sehr individuell behandelt. Geeignete Medikamente sind z.B. ACE-Hemmer und Betablocker, Diuretika (entwässernd) und Herzglykoside (»Digitalis«).

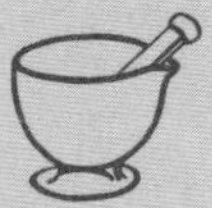

Naturheilkundlich werden leichte bis mittelschwere Formen und das sogenannte Altersherz behandelt. Das wichtigste Mittel ist hier der Weißdorn (Crataegus), von dem Blätter und Blüten Verwendung finden. Dabei sollten unbedingt standardisierte Extraktpräparate (wie beispielsweise Crataegutt Novo 450) Anwendung finden. Weißdorn kann über sehr lange Zeit ohne schädigende Wirkung genommen werden.

Bei peripheren Stauungen (Ödemen) empfiehlt sich zusätzlich Scilla D3, 3mal täglich 5 Tropfen, oder Iris germanica D3, 3mal täglich 10 bis 20 Tropfen.

Auch Präparate aus Maiglöckchen (zum Beispiel Convacard) und das sehr bewährte Kombinations-Arzneimittel verschiedener herzwirksamer Pflanzen, Miroton, müssen für die unschädliche Langzeit- oder Daueranwendung als die Basistherapie unterstützend genannt werden.

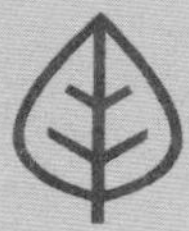

Besonders bewährt hat sich Weißdorn. 3mal täglich je 10 Tropfen Weißdorntinktur (aus der Apotheke) kräftigen das Herz.

Ebenfalls sehr wirkungsvoll sind Wickel mit heißen Kohlblättern. Dazu werden Weißkohlblätter durch Aufkochen erhitzt, auf den Oberkörper gelegt und mit einem Wolltuch befestigt. 2 Stunden einwirken lassen. Am günstigsten ist die Anwendung am Abend (1 mal wöchentlich).

Außerdem: 1 mal monatlich eine Knoblauchkur. Dazu wird am 1. Kurtag eine Knoblauchzehe (roh, zum Beispiel auf dem Brot, in Salat oder pur) verzehrt, am 2. Tag 4 Zehen, am 3. Tag nochmals 2 Zehen.

Und: Täglich 1 Apfel essen, regelmäßig wassertreten in kaltem Wasser, Vollkornkost bevorzugen, wenig Salz zu sich nehmen und natriumarmes Mineralwasser trinken – das entlastet und kräftigt das Herz.

3 Herzrhythmusstörungen

Der Herzmuskel bekommt vom »elektrischen System« des Herzens Anstöße, die die Herzschläge beziehungsweise das Pumpen des Herzens auslösen. Für einen reibungslosen Ablauf der Pumpfunktion des Herzens ist ein rhythmisches Schlagen notwendig. Geringfügige Unregelmäßigkeiten des Herzrhythmus, zum Beispiel durch tiefes Ein- und Ausatmen, sind harmlos und werden meistens nicht wahrgenommen. Wenn allerdings die Herzleistung und/oder die Koronardurchblutung durch die Herzrhythmusstörung herabgesetzt werden, liegt eine Erkrankung vor, die genau diagnostiziert und behandelt werden muß. Grundsätzlich werden zu langsame (bradykarde), zu schnelle (tachykarde), völlig unregelmäßige Herzrhythmusstörungen (absolute Arrhythmie) und Herzstolpern (Extrasystolen) unterschieden.

■ Gelegentliche Extraschläge (Extrasystolen) des Herzens können sehr beunruhigend sein, haben jedoch häufig keinen Krankheitswert. Wenn keine behandlungsbedürftige Grunderkrankung vorliegt, kann man die Häufigkeit der Extrasystolen durch die Lebensweise beeinflussen. Kaffee und Cola sollten weggelassen werden, das Erlernen von geeigneten Entspannungstechniken (Yoga, Autogenes Training) kann helfen.

■ Alle Formen von Herzrhythmusstörungen sollten beim Internisten (möglichst Kardiologen) abgeklärt werden. In vielen Fällen müssen rhythmusstabilisierende Medikamente eingenommen werden, in manchen Fällen wird auch ein Schrittmacher notwendig.

■ Patienten, die Digitalispräparate einnehmen, müssen beim Auftreten von Rhythmusstörungen sofort zum Arzt, es kann eine Digitalisüberdosierung vorliegen.

■ Die Ursache von Herzrhythmusstörungen muß grundsätzlich von einem Arzt abgeklärt werden. Sind sie nicht schwerwiegender organischer Art und werden als harmlos bezeichnet (»funktionell« oder »nervös«), können Naturheilmittel sinnvoll eingesetzt werden.

■ Phytotherapeutisch am wirksamsten ist der Besenginster (Sarothamnus scoparius), dessen Kraut Verwendung findet. Ein empfehlenswertes Extraktpräparat heißt Spartiol Tropfen.

■ Ein Versuch lohnt sich auch mit Tinctura Gelsemii, 2- bis 4mal täglich 10 bis 20 Tropfen.

■ In der Homöopathie finden wieder sehr verschiedene Mittel Anwendung, zum Beispiel Galanthus nivalis D3, Spigelia D3, China D4 oder Gelsemium D4, jeweils 3mal 5 Tropfen täglich.

■ Aus der anthroposophischen Medizin sei Cardiodoron, 3mal 12 Tropfen, beziehungsweise Cordiodoron, 3mal 1 Tablette, empfohlen.

■ Hier empfiehlt sich ein beruhigender Baldrian-Melissen-Tee aus 20 Gramm Baldrianwurzel und 20 Gramm Melissenblättern. 1 Eßlöffel dieser Mischung wird mit 1/4 Liter kochendem Wasser übergossen. 10 Minuten ziehen lassen, abseihen, morgens und abends 1 Tasse trinken.

■ Auch dies ist ein bewährtes Mittel: Lassen Sie jeden Tag 1 Messerspitze Anissamen langsam auf der Zunge zergehen. Und machen Sie es sich außerdem zur Gewohnheit, täglich mindestens 1 Apfel zu essen.

■ Wirksam bei Herzrhythmusstörungen sind außerdem kalte Arm- und Schenkelgüsse.

4 Bluthochdruck

Ein erhöhter Blutdruck (Hypertonie) liegt bei Werten über 140/90 mm Hg vor. Er wird meist zufällig festgestellt, da er zunächst keine Beschwerden verursacht. In der Mehrzahl der Fälle kann keine Ursache gefunden werden (essentielle Hypertonie). Bluthochdruck als Folgeerkrankung kommt zum Beispiel bei Nierenkrankheiten, bei hormonellen Störungen (Schilddrüsenüberfunktion, Überproduktion von Nebennierenhormonen [Cortisol, Adrenalin]), bei Diabetes und Herz- und Kreislaufkrankheiten vor. Neben einer erblichen Veranlagung spielen Nikotin und Übergewicht, außerdem Streß eine wichtige Rolle bei der Entwicklung des Bluthochdrucks. Ein erhöhter Blutdruck sollte immer behandelt werden, da er zu Folgeerkrankungen wie Herzmuskelschwäche und Herzinfarkt, Schlaganfall, Nierenschädigung sowie Erkrankung der Netzhaut des Auges führen kann.

■ In vielen Fällen von essentiellem Bluthochdruck kann eine Blutdrucksenkung ohne Medikamente erreicht werden. Voraussetzung ist Abbau von Übergewicht, Aufgabe des Rauchens und salzarme Ernährung. Auf verstecktes Salz in Fertiggerichten, Würzmischungen und Wurstwaren achten! Auch Streßabbau durch Autogenes Training und weniger Alkohol zahlen sich aus.

■ Ausdauersportarten wie Joggen und Schwimmen senken auf Dauer nachweislich den Blutdruck. Sollte durch eine Änderung der Lebensgewohnheiten keine ausreichende Blutdrucksenkung erreicht werden, muß medikamentös behandelt werden.

■ Es gibt verschiedene Medikamentengruppen, die zum Beispiel entwässernd wirken (Diuretika) oder die Wirkung des Adrenalins hemmen (Betablocker). Heute stehen darüber hinaus andere blutdrucksenkende Mittel wie Calciumantagonisten und ACE-Hemmer zur Verfügung, so daß sich der Blutdruck fast immer befriedigend senken läßt.

- Auch hier muß primär grundsätzlich ärztlicherseits die Ursache abgeklärt werden. Die Behandlung des Bluthochdrucks mit Naturheilmitteln sollte immer mit einem Arzt abgesprochen werden.

- Bei leichteren Formen und im Alter helfen Rauwolfia Viscomp Tropfen und Tabletten, mit Mistel, Knoblauch, Weißdorn u.a. Auch standardisierte Extraktpräparate aus Ölbaumblättern sind nützlich (zum Beispiel Olivysat Bürger Tropfen oder Tabletten).

- Homöopathisch wird eine Vielzahl von Arzneimitteln, je nach Konstitution und Arzneimittelbild, eingesetzt.

- Wichtig als ergänzende und bei der sogenannten essentiellen oder idiopathischen Form (90% der Fälle) sogar kausale Behandlung sind alle Maßnahmen, die zur Entspannung und verstärkten Ausatmung führen, zum Beispiel auch künstlerische Therapien.

- Was sehr wirksam ist: Knoblauchschnaps: Geben Sie 50 Gramm frische, geschälte Knoblauchzehen mit 100 Milliliter Schnaps (42%ig) in eine Flasche. Verschließen, 2 Wochen ziehen lassen. Dann die Knoblauchzehen zerquetschen, den Brei in einen Papierfilter geben, den Alkohol darüber abseihen. Von der Tinktur täglich mittags und abends 20 Tropfen einnehmen.

- Ausprobieren sollten Sie auch Fichtelnadelbäder: Badekonzentrate gibt es in Apotheken und Reformhäusern. Baden Sie 1 mal wöchentlich, möglichst am Abend. Morgens sollten Sie kalte Waschungen vornehmen, mittags ein kaltes Armbad machen.

5 Niedriger Blutdruck

Ein zu niedriger Blutdruck (Hypotonie) ist im Gegensatz zum Bluthochdruck nur behandlungsbedürftig, wenn er Beschwerden verursacht. In den meisten Fällen ist die Neigung zu niedrigem Blutdruck lediglich eine harmlose Veranlagung, die vor allem bei großen schlanken Frauen und Mädchen vorkommt. Menschen mit niedrigem Blutdruck haben ein geringeres Risiko, eine Arteriosklerose zu entwickeln und einen Herzinfarkt zu erleiden. Häufige Beschwerden bei zu niedrigem Blutdruck sind Schwindelgefühl, »Schwarzwerden« vor den Augen und Schweißausbrüche speziell nach dem Aufstehen. Die körperliche und geistige Leistungsfähigkeit kann eingeschränkt sein, Antriebsschwäche und Konzentrationsstörungen sind häufig. In seltenen Fällen führen auch hormonelle Störungen und Herzerkrankungen zur Hypotonie.

- Medikamente gegen zu niedrigen Blutdruck (Effortil Amphodyn retard) sollten nur vorübergehend bei sehr stark beeinträchtigtem Wohlbefinden eingenommen werden.

- Auf Dauer kann der Blutdruck nur durch ein konsequentes Trainingsprogramm angehoben werden. Dazu gehören 5 Minuten Gymnastik im Bett vor dem Aufstehen (zum Beispiel »Radfahren«, kräftiges Beugen und Strecken von Armen und Beinen), heißkalte Wechselduschen und Kneippsche Güsse, außerdem viel sportliche Betätigung (Schwimmen, Radfahren).

- Generell sollten Menschen mit niedrigem Blutdruck viel trinken (1,5–2 l/Tag). Kaffee und Schwarztee heben ebenfalls den Blutdruck.

- Auch regelmäßige Saunabesuche regen den Kreislauf an, man sollte aber bei niedrigem Blutdruck die Saunazeiten erst allmählich steigern und nicht ohne Begleitung in die Sauna gehen. Achtung: Alkohol wirkt akut blutdrucksenkend.

■ Eine medikamentöse Behandlung setzt körperliches Training und physiotherapeutische Maßnahmen, zum Beispiel Kneipp-Anwendungen, voraus. Sehr hilfreich ist auch das morgendliche Rosmarin-Fußbad.

■ Pflanzliches Hauptmittel ist der Kampfer, der in vielen Kombinationsarzneimitteln enthalten ist. Empfohlen werden können zum Beispiel Korodin Herz-Kreislauf-Tropfen (mit Weißdorn), mehrmals täglich 5–10 Tropfen in etwas Wasser, bei akuter Symptomatik 5–10 Tropfen auf ein Stück Würfelzucker, lutschen.

■ Homöopathisch wird Haplopappus D2 bis D3, 3- bis 4mal täglich 4 bis 5 Tropfen auf die Zunge gegeben, besonders bei Sinken des Blutdrucks im Stehen (Orthostase) empfohlen; weiterhin Kalium carbonicum D3 bis D6 oder Phosphorus D12.

■ Bei Neigung zum Kollaps und nach schweren Infekten hilft Veratrum album D2 bis D3, 2- bis 3mal täglich 5 Tropfen. Mittel der Wahl bei akuten Kollapszuständen ist Tabacum D6, 5 Tropfen alle 10 Minuten.

■ Schließlich kann wiederum Cardiodoron/Cordiodoron als Langzeitmittel genannt werden (siehe auch Seite 69).

■ Wenn Sie unter niedrigem Blutdruck leiden, sollten Sie täglich den Oberkörper kalt abwaschen, zwischendurch öfter mal ein kaltes Armbad machen (etwa 20 Sekunden lang) und abends Wassertreten.

■ Sehr wirkungsvoll ist es auch, 2mal pro Woche kalt zu duschen und den Körper dabei mit einer Bürste oder einem Luffahandschuh abzurubbeln.

■ Machen Sie es sich zur Angewohnheit, täglich 1 Glas frischen Möhrensaft zu trinken. Anregend ist auch kräftig gesalzene Hühner- oder Fleischbrühe.

■ Wer gern badet: Rosmarin ist der optimale Zusatz bei niedrigem Blutdruck. Übergießen Sie 50 Gramm Rosmarinblätter (aus der Apotheke) mit 1 Liter kochendem Wasser, nochmals aufkochen lassen, dann 10 Minuten ziehen lassen, abseihen und ins Badewasser geben. Baden Sie nicht zu heiß und nicht länger als 15 Minuten. Anschließend ruhen.

6 Krampfadern

Bei Krampfadern (Varizen) handelt es sich um eine Erweiterung der Beinvenen, die durch einen Blutrückstau zustande kommt. Ursache ist fast immer ein mangelndes Schließen der Venenklappen, die normalerweise zusammen mit der »Pumpe« der Beinmuskulatur dafür sorgen, daß das Blut in den Venen nur in Richtung Herz, aber nicht zurückfließen kann. Typische Beschwerden sind Spannungs- und Druckgefühl in den Waden, manchmal auch nächtliche Wadenkrämpfe. Bei länger bestehendem Blutrückstau kann es auch zu bräunlichen Hautverfärbungen, Ekzemen, Juckreiz, Ödemen und Unterschenkelgeschwüren kommen.

- Krampfaderbedingte Beschwerden können durch das Tragen von Kompressionsstrümpfen oder -strumpfhosen (Sanitätshaus oder Apotheke) gebessert werden. Die Beine sollten oft hochgelegt werden, langes Sitzen und Stehen sollen vermieden werden. Wer aus beruflichen Gründen viel stehen muß, sollte ab und zu mehrmals hintereinander auf den Zehenspitzen gehen, da durch das Zusammenziehen der Wadenmuskeln der Blutabfluß aus den erweiterten Venen gefördert wird.

- Das Einreiben der Beine mit Venentherapeutika (zum Beispiel Antistax Concentrin spezial) kann zwar die Krampfadern nicht beseitigen, lindert aber die Beschwerden.

- Auch Kapseln aus verschiedenen Pflanzenextrakten (zum Beispiel Phlebodril, Venobiase) fördern den venösen Blutfluß, sie dürfen aber nicht in Schwangerschaft und Stillzeit angewendet werden.

- Sehr störende Krampfadern können operativ entfernt oder verödet werden.

■ Behandelt werden die im Zusammenhang mit den Krampfadern auftretenden Beschwerden, die sogenannte »chronisch venöse Insuffizienz«. Am wichtigsten sind mechanische Hilfen in Form von Kompressions- oder Stützstrümpfen bzw. -binden.

■ Wesentlich ist auch das Training der »Muskelpumpe« durch regelmäßiges Kreisen der Füße, Fahrradtraining oder spezielle krankengymnastische Übungen.

■ Medikamentös ist das zentrale Mittel der Samen der Roßkastanie (Aesculus hippocastani); zum Beispiel Venostasin S Retardkapseln, Venoplant retard Tabletten oder Noricaven novo Dragees.

■ Homöopathisch werden Hamamelis D2 bis D4, Pulsatilla D4 bis D6 und Carduus marianus D2 bis D4, jeweils 3mal täglich 5 Tropfen, eingesetzt.

■ Hilfreich können auch Einreibungen mit einer Kupfersalbe (Ungt. Cupri met. praep. 0,4% Weleda) sein.

■ Gewöhnen Sie es sich an, die Beine grundsätzlich hochzulagern, im Sitzen wie im Liegen. Gut ist auch tägliches Wassertreten. Das können Sie ganz einfach daheim in der Badewanne machen, in halbhohem, kaltem Wasser. Den gleichen Effekt erzielen kalte Knie- und Schenkelgüsse.

■ Was auch sehr wirkungsvoll ist: Kalte Zinnkrautwickel: 300 Gramm Zinnkraut (Reformhaus) in 1 Liter kaltem Wasser ansetzen, 1 Stunde ziehen lassen, dann leicht kochen. Anschließend abseihen, abkühlen lassen. 2 Baumwollwindeln in die Flüssigkeit tauchen, ausdrücken und eine um jedes Bein wickeln. 10 Minuten einwirken lassen. Auch Sauerkrautwasser eignet sich für kalte Umschläge.

■ Was Sie außerdem tun sollten: morgens und abends unverdünnten Apfelessig mit einem Wattebausch auf die betroffenen Stellen auftragen und eintrocknen lassen.

7 Venenentzündung

Eine Entzündung der oberflächlichen Venen (Thrombophlebitis) äußert sich durch eine Rötung und schmerzhafte Verhärtung der entsprechenden Vene, gelegentlich wird sie von Fieber begleitet. Oft sind Krampfadern von solchen Entzündungen betroffen, aber auch Verletzungen oder Insektenstiche können zugrunde liegen. Auch bei der Einnahme bestimmter Medikamente, zum Beispiel hormoneller Verhütungsmittel (»Pille«), kann eine Venenentzündung als Nebenwirkung auftreten. Ein Arzt sollte aufgesucht werden, da bei einer Beteiligung tiefer gelegener Venen die Gefahr einer Gerinnselbildung (Thrombose) besteht.

- Bei einer oberflächlichen Venenentzündung muß der Blutfluß durch viel Bewegung gefördert werden, damit sich keine Gerinnsel bilden. Vorhandene Stützstrümpfe müssen konsequent getragen werden, gegebenenfalls wird vom Arzt ein fester Kompressionsverband angelegt.

- Gegen die Schmerzen kann Aspirin eingenommen werden, das zusätzlich den Vorteil hat, die Fließeigenschaften des Blutes zu verbessern.

- Die Beschwerden werden durch das Einreiben mit heparinhaltigen Cremes oder Gelen (Thrombophob Gel, Thrombareduct Gel) gelindert.

- Bei stärkeren Beschwerden kann der Arzt auch entzündungshemmende Medikamente verschreiben.

■ In erster Linie kommen für die naturheilkundlichen Behandlungen oberflächliche Formen in Betracht, die tiefen Formen (sogenannte Phlebothrombosen) bedürfen wegen der höheren Emboliegefahr und drohender Folgeschäden (postthrombotisches Syndrom) der Intensivbehandlung mit thrombuslösenden Arzneimitteln.

■ Gegen die Schmerzen und das Spannungsgefühl helfen rasch feuchtkalte Umschläge mit Arnika-Essenz (1 Eßlöffel auf 1 Liter Wasser) oder Borretsch (Borago). Das Bein wird etwas hochgelagert und ruhiggestellt.

■ Innerlich Apis-Belladonna und Schwefel, zum Beispiel als Erysidoron 1 (10 Tropfen) und 2 (1 Tablette) in stündlichem Wechsel.

■ Bei Venenentzündungen helfen Heilerde- oder Quarkpackungen. Hier die Rezepte: Rühren Sie 1 Tasse Heilerde (Apotheke, Reformhaus) mit kaltem Wasser zu einem weichen Brei, tragen Sie die Masse auf die erkrankten Stellen auf, legen Sie ein Baumwolltuch darüber, dann ein Wolltuch.

■ Für die Quarkpackung verrühren Sie 1 Pfund Speisequark mit etwas Milch zu einem weichen Brei. Fingerdick auftragen, ein Baumwolltuch darüberlegen, mit einem Wolltuch umwickeln. Beide Packungen sollten möglichst mehrere Stunden einwirken, am besten über Nacht. Hinterher mit lauwarmem Wasser abspülen.

■ Sehr wirkungsvoll bei Venenentzündungen ist auch Stiefmütterchentee. Übergießen Sie 1 Eßlöffel Blüten mit 250 Milliliter kochendem Wasser. 12 Minuten ziehen lassen, abseihen. Täglich 3 Tassen trinken.

8 Durchblutungsstörungen

Durchblutungsstörungen machen sich häufig in den Beinen und im Gehirn bemerkbar. In über 90% der Fälle ist eine Arteriosklerose die Ursache. Risikofaktoren sind Zigarettenkonsum, Bluthochdruck, Diabetes, Fettstoffwechselstörungen und Übergewicht. Durchblutungsstörungen der Beine äußern sich zunächst in Muskelschmerzen bei Belastung (längerem Gehen oder Laufen) und zwingen zum häufigen Stehenbleiben (»Schaufensterkrankheit«). Schließlich treten die Schmerzen auch in Ruhe auf, bis es zum Absterben des Gewebes kommt (Raucherbein). Durchblutungsstörungen des Gehirns verursachen je nach betroffenem Hirnareal verschiedene Symptome, wie Konzentrationsstörungen, Schwindel, Sehstörungen, Verwirrtheit, aber auch zunächst vorübergehende Lähmungen und Störungen des Körpergefühls. Solche Symptome können Vorboten eines drohenden Schlaganfalls sein.

- Die Risikofaktoren sollten soweit wie möglich ausgeschaltet werden, um ein Fortschreiten der arteriellen Verschlußkrankheit zu verhindern.

- Bei Durchblutungsstörungen in den Beinen kann ein gezieltes Gehtraining die Ausbildung neuer Arterien fördern, so daß der Verschluß umgangen werden kann. Auch scheinbar harmlose Verletzungen (durch Nagelpflege oder drükkende Schuhe verursacht) können in schlecht durchbluteten Füßen zu nicht mehr heilenden Wunden führen.

- Viel Bewegung und Kneippsche Güsse sind günstig. Extrakten aus Ginkgoblättern (rökan Tabletten, Tebonin forte) wird eine durchblutungsfördernde Wirkung zugeschrieben, verschiedene andere Medikamente können vom Arzt verordnet werden.

- In schwereren Fällen kommt die operative Entfernung von Gefäßverengungen (zum Beispiel mit Laser oder durch Aufweiten der Gefäße mit einem Ballon) oder die Anlage einer Umgehung (Bypass) der Engstelle in Frage.

Es werden zentrale (»Kopf«) und periphere (»Beine«) Durchblutungsstörungen unterschieden. An erster Stelle müssen Extraktpräparate aus Ginkgo biloba (zum Beispiel Tebonin, Gingopret oder Kaveri) genannt werden.

Zur Vorbeugung und Behandlung der Arteriosklerose sind Knoblauch- und Zwiebelpräparate nützlich (zum Beispiel Kwai, Vitagutt, Klosterfrau-Aktiv-Kapseln, Frischpflanzensäfte von Kneipp und Schönenberger).

Aus der anthroposophischen Medizin hat sich Scleron als Intervalltherapie bewährt, zum Beispiel 3 Monate lang 1 Woche 3mal täglich 2 Tabletten und dann 1 Woche Pause. Fast immer sollte eine begleitende Herztherapie, zum Beispiel mit einem Weißdornpräparat, durchgeführt werden.

Homöopathisch werden für zerebrale Durchblutungsstörungen Ambra D3 bis D6, Arnika D6, Cocculus D6 und bei peripheren Formen Arnika D3 bis D6, Espeletia D2 bis D3, Secale cornutum D6 oder D30 und schließlich Tabacum D6 bis D12 genannt, jeweils 3mal täglich 5 Tropfen über längere Zeit.

Bei Durchblutungsstörungen ist es wichtig, daß Sie viel barfuß laufen (nur im Haus). Zu empfehlen ist auch Wassertreten in kaltem Wasser (zum Beispiel in der Badewanne).

Essen Sie viel Knoblauch und trinken Sie mehrmals täglich 1 Tasse Schafgarbentee: 25 Gramm Schafgarbe in 1/4 Liter Wasser aufkochen, 12 Minuten ziehen lassen, abseihen.

Klingt nicht sehr angenehm, ist aber eine große Hilfe bei Durchblutungsstörungen – die Lebertrankur: Nehmen Sie 2 Wochen lang täglich 2 Eßlöffel mit etwas lauwarmer Milch ein.

Sorgen Sie zudem für ausreichend Bewegung. Optimal ist Schwimmen, 3mal wöchentlich mindestens 15 Minuten lang. Wer gern warm badet, sollte sich einen Zusatz mit Rosmarin oder Heublumen kaufen. Die Extrakte gibt es in der Apotheke.

Vorbeugung

Nichts schadet dem Herz-Kreislauf-System so sehr wie äußerer und innerer Bewegungsmangel. Auch die Tatsache, daß in der heutigen Zeit echte Begeisterung für eine Sache nur noch selten anzutreffen ist, kann der Gesundheit abträglich sein. Schließlich muß das Rauchen als besonders schädlich für Herz und Kreislauf angesehen werden. Wer also früh etwas zur Gesunderhaltung oder Wiederherstellung des Herz- und Kreislauf-Systems tun will, der achte auf ausreichende tägliche körperliche Bewegung und suche in seinem Leben nach Inhalten, für die es sich zu begeistern lohnt.

Die vorwiegende Verwendung von pflanzlichen Fetten, besonders Ölen (Sonnenblumenöl), beugt der Arteriosklerose vor. Künstlich gehärtete pflanzliche Fette (zum Beispiel Margarine) bieten jedoch keinen Vorteil gegenüber Butter. Die tägliche Einnahme von Vitamin E hat ebenfalls einen günstigen Effekt auf die Blutgefäße.

Eine Handvoll Walnüsse täglich kann zur Senkung des Cholesterinspiegels beitragen.

Die vorbeugende Wirkung von täglich 100 Milligramm Aspirin gegen Herzinfarkt und Schlaganfall ist bewiesen (Arzt fragen).

Adressen

Herz-Kreislauf-Erkrankungen allgemein:
Herz-Kreislauf-Telefon: 06221/474800

Deutsche Herzstiftung, Vogtstr. 50, 60322 Frankfurt, Tel. 069/955128-0
www.herzstiftung.de

Hoher Blutdruck:
Hochdruckliga, Berliner Str. 46, 69120 Heidelberg, Tel. 06221/411774
www.hochdruckliga.info

Angina pectoris:
Unter www.chd-taskforce.de gibt es einen Test, um das persönliche Herzinfarktrisiko zu bestimmen.

Krampfadern:
Deutsche Venen-Liga, Sonnenstr. 6, 56864 Bad Bertrich, Tel. 02674/1448,
www.venenliga.de

Deutsche Gesellschaft Venen, Dr.-Carlo-Schmidt-Str. 204, 90491 Nürnberg,
Tel. 0911/5988600
www.dgvenen.de

Hirndurchblutung:
Deutsche Schlaganfall-Hilfe,
Carl-Bertelsmann-Str. 256,
33311 Gütersloh,
Tel. 05241/977086
www.schlaganfall-hilfe.de

Die Verdauung

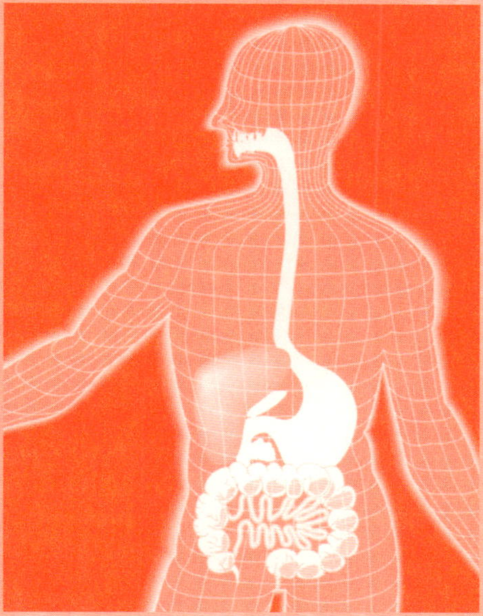

Unser Verdauungssystem leistet echte Schwerstarbeit – es sorgt dafür, daß im Laufe eines Lebens Tonnen von Brot, Gemüse, Fleisch, Obst und vielem anderen in die Stoffe umgewandelt werden, die der Körper für seinen Stoffwechsel benötigt. Dazu wird die Nahrung im Mund zerkaut und mit Hilfe von Muskeln in Magen und Dünndarm transportiert, wo Enzyme die Nahrungsbestandteile zerlegen. Eine wichtige Rolle bei der Verdauung spielen außerdem Leber, Gallenblase und Bauchspeicheldrüse. Um dieses komplizierte, aber höchst wirkungsvolle System in Schwung zu halten, sind gesunde, ballaststoffreiche Ernährung, ausreichendes Trinken und viel Bewegung besonders wichtig.

1

Aphthen

Aphthen sind überwiegend virusbedingte, gelblich belegte Geschwüre an der Lippen- und Wangenschleimhaut, am Gaumen und der Zunge, die sehr schmerzhaft sind. Die verursachenden Viren sind praktisch bei jedem Menschen vorhanden, aber nur etwa 20% der Bevölkerung entwickeln immer wieder Aphthen. Diese können von vermehrtem Speichelfluß und Mundgeruch begleitet werden. Bei sehr ausgeprägtem Befall der gesamten Mundschleimhaut und Allgemeinerscheinungen wie Fieber und Abgeschlagenheit sollte ein Arzt aufgesucht werden.

■ Bei Neigung zu immer wiederkehrenden Aphthen sollte man auf auslösende Ursachen, wie zum Beispiel Zitrusfrüchte oder alkoholische Getränke (besonders stark säurehaltige Weißweine), achten und diese vermeiden.

■ Zur allgemeinen Stärkung der körpereigenen Abwehr empfiehlt sich die vorbeugende Einnahme von täglich 500 Milligramm Vitamin C.

■ Die Aphthen heilen schneller ab, wenn sie mit Myrrhentinktur oder Pflanzentinkturen (zum Beispiel Salviathymol) betupft werden.

■ Auch adstringierende Lösungen wie zum Beispiel 10%iges Tanninglyzerin beschleunigen den Heilungsprozeß.

- Am raschesten hilft Mercurius cyanatus D4; man nimmt davon 4- bis 5mal täglich 5 Tropfen in den Mund, behält sie dort einige Minuten und schluckt sie dann hinunter.

- Die Pflanze mit der stärksten Heilwirkung auf wunde Haut und Schleimhäute ist die Ringelblume (Calendula off.), deren Essenz mit Wasser verdünnt (1 Teelöffel auf 1 Glas Wasser) zum Spülen verwendet wird.

- Mundspülungen können auch mit je 20 Tropfen Tinctura Tormentilla und Tinctura Arnica in 1 Glas Wasser durchgeführt werden.

- Grundsätzlich gilt bei Aphthen: kein Genuß von saurem Obst, Alkohol und Zigaretten. Außerdem: 1 Monat lang täglich 1 Teelöffel Milchzucker im Mund zergehen lassen. Er hilft, die Darmflora zu stärken, die häufig für das Auftreten von Aphthen verantwortlich ist.

- Zusätzlich sollte der Mund mehrmals täglich (mindestens 10 Minuten) mit Kamillen- oder Salbeitee gespült werden.

- Oder: Die entzündeten Stellen mit Myrrhen- oder Arnikatinktur (gibt es in der Apotheke, im Verhältnis 1:3 verdünnen) betupfen.

- Milder und deshalb besonders für Kinder gut geeignet ist eine Honiglösung. Dazu werden 2 Eßlöffel Honig mit 4 Eßlöffel warmer Milch verrührt und der Mund damit mehrmals täglich ausgespült.

2 Mundgeruch

Unangenehmer Mundgeruch kann Ursachen innerhalb und außerhalb der Mundhöhle haben. Wenn der schlechte Geruch auch beim Ausatmen aus der Nase bemerkbar ist, liegt die Ursache meist nicht in der Mundhöhle. Mundgeruch kann durch mangelnde Zahnhygiene, speziell bei Prothesenträgern, durch Karies und Zahnbeläge bei Rauchern verursacht werden. Speziell bei älteren Menschen führt auch Mundtrockenheit zu Mundgeruch. Eine Pilzbesiedelung der Mundschleimhaut sollte ausgeschlossen werden. Auch eine chronische Nebenhöhlenentzündung, Mandelentzündung sowie eine Bronchitis können vorliegen, ebenso Erkrankungen der Speiseröhre (zum Beispiel Speiseröhrenaussackungen) und des Magens. Stoffwechselkrankheiten wie Diabetes sowie Leber- und Nierenerkrankungen können durch die Anreicherung bestimmter Stoffwechselprodukte im Körper ebenfalls zu Mundgeruch führen.

- Die Therapie des Mundgeruchs richtet sich nach der Ursache. Zunächst sollten kariöse Zähne saniert werden. Bei Mundtrockenheit mit dem Arzt abklären, ob eingenommene Medikamente dafür verantwortlich sind, und nach Behandlungsalternativen fragen.

- Zuckerfreier Kaugummi und stark verdünnter Zitronensaft stimulieren den Speichelfluß, bei extremer Mundtrockenheit kann auch künstlicher Speichel in Sprayform (Glandosane) angewendet werden.

- Bakterielle und pilzliche Infektionen der Mundhöhle müssen mit entsprechenden Antibiotika oder Antipilzmitteln ärztlich behandelt werden.

- Wenn innere Erkrankungen für den Mundgeruch verantwortlich sind, sollte eine entsprechende Behandlung durch den Internisten erfolgen.

- Liegen die Ursachen im Mund, müssen diese beseitigt werden; übergangsweise kann mit Tinkturen von Tormentilla, Myrrhe oder auch Salbei gespült werden.

- Liegt die Störung tiefer, helfen Bitterstoffdrogen wie Enzian (Gentiana lutea), Wermut (Absinthium) oder Löwenzahn (Taraxacum), zum Beispiel als Fertigmischung in Amaratropfen.

- Ein ganz einfaches, aber wirkungsvolles Mittel ist das häufige Kauen von Fenchelsamen.

- Besonders wirksam ist eine Mischung aus den Samen von Anis, Dill und Fenchel. Sie werden kleingekaut, dann einige Minuten im Mund behalten und heruntergeschluckt.

- Auch mit Heilerde gibt es gute Erfolge. (Wichtig: Sie darf nicht bei Verstopfung angewendet werden; falls nach der Einnahme Verstopfung auftritt, muß die Behandlung abgebrochen werden). Dazu: 1 Teelöffel Heilerde (in Apotheken und Reformhäusern) für einige Stunden in 100 Milliliter Wasser aufgelöst stehenlassen und morgens in kleinen Schlucken trinken.

- Bewährt hat sich auch Gurgeln mit verdünntem Apfelessig (1 Teelöffel auf 150 Milliliter Wasser) und Spülungen mit Salbei-, Kamillen- und Pfefferminztee (10 Minuten ziehen lassen).

3 Sodbrennen

Sodbrennen entsteht, wenn durch den Rückfluß von saurem Mageninhalt in die Speiseröhre die Schleimhaut der Speiseröhre gereizt wird. In manchen Fällen liegt auch eine Entzündung der Speiseröhre vor. Die Schmerzen werden hinter dem Brustbein empfunden und können mit Herzschmerzen verwechselt werden. Voraussetzung für den Rückfluß ist eine Schwäche des Schließmuskels zwischen Speiseröhre und Magen. Übergewicht, Schwangerschaft oder ein Zwerchfellbruch können zur Schließmuskelschwäche führen. Ungünstig wirken auch Faktoren, die die Bildung der Magensäure fördern, wie Alkohol, Zigaretten und üppige Mahlzeiten.

■ Dem Sodbrennen kann man mit einfachen Mitteln vorbeugen. Bei Übergewicht kann das Erreichen des Normalgewichtes die Beschwerden in vielen Fällen dauerhaft beseitigen. Man sollte nur kleine Mahlzeiten zu sich nehmen und abends spätestens 3 Stunden vor dem Schlafengehen essen. Schlafen mit erhöhtem Oberkörper verhindert den nächtlichen Rückfluß des Mageninhalts.

■ Nach Möglichkeit sollte das Rauchen aufgegeben werden und der Alkoholkonsum stark eingeschränkt werden. Medikamente müssen immer mit viel Flüssigkeit eingenommen werden.

■ Bei sehr häufigem und starkem Sodbrennen muß untersucht werden, ob eine Speiseröhrenentzündung vorliegt. Der Arzt kann zur Linderung der Beschwerden säurebindende Medikamente verordnen, in seltenen Fällen wird eine Operation zur Behebung der Schließmuskelschwäche nötig.

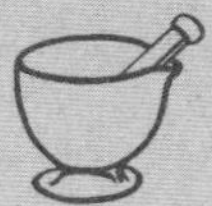

■ Ursache ist ein Mißverhältnis von Magensäure und Magenschleim und zusätzlich ein »undichter« Mageneingang.

■ Kausal wirksam ist die Süßholzwurzel, aus der die Lakritze gemacht wird. Hier empfehlen sich standardisierte Fertigarzneimittel, z. B. Liquirit Tabletten loges oder Ulgastrin Tabletten.

■ Empfehlenswert ist auch eine Kombination von Süßholzwurzel mit Kamillenblüten, z. B. Ulcu Pasc Tabletten oder Tropfen.

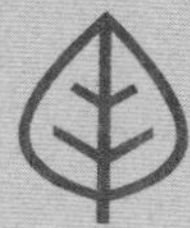

■ Als Sofortmaßnahme: Trinken Sie 1 Glas kalte Milch/kaltes Wasser oder kauen Sie 3 bis 4 Wacholderbeeren gründlich aus (anschließend ausspucken).

■ Oder: Mischen Sie zu gleichen Teilen Kümmel sowie Melissen- und Kamilleblüten. 2 Teelöffel davon mit 250 Milliliter kochendem Wasser übergießen, 10 Minuten ziehen lassen und abseihen. 3mal täglich über mehrere Tage trinken.

■ Langfristige Besserung bringt häufig eine Saftkur. Dazu eine Woche lang täglich 500 Milliliter rohen Weißkohlsaft (gibt es in Reformhäusern) trinken. Bei Bedarf muß die Kur wiederholt werden.

■ Grundsätzlich gilt: kein Alkohol, keine Zigaretten, langsam essen, gründlich kauen und abends keine schweren Mahlzeiten.

4 Magenschleimhautentzündung

Eine akute Magenschleimhautentzündung (Gastritis) wird oft durch übermäßigen Alkoholgenuß oder durch Medikamente wie Schmerzmittel oder Antibiotika ausgelöst. Auch salmonellen- oder staphylokokkenverseuchte Lebensmittel können Ursache einer akuten Magen-Darm-Entzündung sein. Symptome der akuten Gastritis sind Übelkeit, Druckschmerz im Oberbauch, Aufstoßen, Appetitlosigkeit und gelegentlich Erbrechen. Eine chronische Gastritis verursacht oft sehr untypische Beschwerden mit leichten Oberbauchschmerzen, Appetitlosigkeit und allgemeinem Unwohlsein. Bei chronischen Magenbeschwerden kann die Diagnose Magenschleimhautentzündung nicht nur anhand der Symptome gestellt werden. Erst eine Magenspiegelung mit Gewebsentnahme erlaubt eine sichere Abgrenzung von einem Magengeschwür oder einem bösartigen Tumor.

■ Die akute Gastritis hat eine sehr gute Heilungstendenz ohne spezielle Behandlung. Normalerweise reicht es, 2 bis 3 Tage nichts zu essen, aber reichlich zu trinken (besonders geeignet: gut gesalzene, entfettete Fleischbrühe und gezuckerter Tee). Bei starkem Brechreiz sollten vor allem Kinder und ältere Menschen dem Arzt vorgestellt werden, da es schnell zu bedrohlichen Flüssigkeits- und Salzverlusten kommen kann.

■ Bei einer durch Magenspiegelung sicher diagnostizierten chronischen Gastritis muß keine spezielle Diät eingehalten werden, Alkohol und magenbelastende Medikamente sollten aber möglichst vermieden werden. In manchen Fällen muß Eisen und Vitamin B12 zugeführt werden. Alle 2 Jahre sollte eine Magenspiegelung zur Kontrolle durchgeführt werden (etwas erhöhtes Krebsrisiko).

■ Eine chronische Gastritis wird häufig durch den Keim Helicobacter pylori verursacht. Eine mehrwöchige Behandlung mit Antibiotika und Säurehemmern führt dann in vielen Fällen zu dauerhafter Heilung.

■ Die schon erwähnte Süßholzwurzel in Form eines Extrakts (Succus Liquiritiae) oder als Fertigarzneimittel (zum Beispiel Liquirit Tabletten oder Suczulon mono Kapseln) ist auch hierfür ein Hauptmittel. Die krampfartigen Schmerzen sprechen gut auf Tollkirschenpräparate an, am besten in Form standardisierter Fertigarzneimittel (zum Beispiel Belladonnysat Bürger Saft oder Tropfen).

■ Ein bewährtes Mittel ist auch die morgendliche Rollkur mit Kamillentee: Man trinkt 1 bis 2 Tassen auf nüchternen Magen, liegt jeweils 5 Minuten auf dem Rücken, der linken Seite, dem Bauch und der rechten Seite. Der Tee kann frisch am Abend zubereitet werden und in einer Thermoskanne am Bett stehen.

■ Bei gleichzeitig bestehender Übelkeit bewährt sich Nux vomica (die Brechwurz) D3 bis D4 3- bis 4mal täglich 5 Tropfen in etwas Wasser.

■ Bei Magengeschwüren grundsätzlich nur salz- und fettarm essen. Die Abheilung beschleunigt frisch gepreßter Kartoffelsaft, der vor jeder Mahlzeit getrunken werden soll. Oder: 1 mal täglich 1 Teller Leinsamensuppe (gibt es in Reformhäusern) langsam essen.

■ Heilende Wirkung hat auch die Süßholzwurzel (Anwendung unbedingt mit dem Arzt besprechen). Das beste Rezept: 30 Gramm Süßholzsaft mit etwas Wasser auflösen und vor jeder Mahlzeit 1 Teelöffel einnehmen. Ein alter Trick: Gekochte Speisen mit Nelken würzen – sie beschleunigen das Abheilen der Geschwüre.

■ Bei Magenschleimhautentzündung hilft Fencheltee (1 Teelöffel Fenchelsamen mit 250 Milliliter Wasser überbrühen, 10 Minuten ziehen lassen). Auf lange Sicht wird die Magenschleimhaut geschont, wenn Sie zu Beginn jeder Mahlzeit 1 Tasse Leinsamensuppe essen. Oder: 3mal täglich 1 Glas Weißkohlsaft (aus dem Reformhaus) trinken.

■ Generell gilt auch zur Vorbeugung: keine stark gesalzenen Speisen, nicht zu heiß und nicht zu kalt essen, keinen Alkohol und nicht rauchen.

5 Blähungen

Blähungen können verschiedene Ursachen haben. Manche Patienten schlucken beim Essen größere Mengen Luft. Außerdem kann es zur vermehrten Bildung von Darmgasen kommen, wenn besonders große Mengen von nicht spaltbaren Kohlenhydraten gegessen werden, wie sie beispielsweise in Hülsenfrüchten und Kohl vorkommen. Auch besonders fettreiche Ernährung führt zur verstärkten Darmgasbildung. Eine der Hauptursachen für Blähungen ist jedoch nicht die zu große Gasmenge, sondern eine mangelnde Durchmischung und Weiterbeförderung des Darminhaltes durch Darmträgheit (siehe bei Verstopfung, Seite 92/93). In seltenen Fällen sind schwerere Grunderkrankungen verantwortlich für die Blähungen, in erster Linie Krankheiten der Leber, Galle und Bauchspeicheldrüse, aber auch eine Herzmuskelschwäche führt wegen des Blutrückstaus in den Darm nicht selten zu ständigen Blähungen.

- Wenn ernstere Grunderkrankungen vom Arzt ausgeschlossen wurden, sollte man zur Vermeidung von Blähungen einige Grundregeln beachten. Grundsätzlich sollte man sorgfältig kauen, da durch die gründliche Durchmischung der Nahrung mit Speichel bereits eine Vorverdauung einsetzt.

- Fette und blähende Speisen (Zwiebeln, Kohl, Hülsenfrüchte, Hefegebäck) sollten vermieden werden. Nach den Mahlzeiten ist Bewegung zur Durchmischung des Darminhaltes wichtig.

- Wenn die Blähungen dennoch weiterbestehen, versuchen, ob ein Präparat zur Normalisierung der Darmflora Erfolg bringt (zum Beispiel Hylak, Paidoflor). Diese Präparate enthalten Milchsäure und bestimmte Bakterien, die für das normale Gleichgewicht im Darm wichtig sind.

- Nach Absprache mit dem Hausarzt kann auch die Einnahme blähungshemmender Mittel (Meteosan, Sab-simplex) sinnvoll sein.

■ Dieses an sich harmlose, aber zugleich sehr lästige Symptom ist Folge zu starker Gärungs- und Fäulnisprozesse in der Verdauung und kann mit Enzianwurzel (Gentiana lutea radix) 5% bis D6, mehrmals täglich 5 bis 8 Tropfen, wirkungsvoll bekämpft werden.

■ Die Darmbeweglichkeit wird durch Digestodoron, eine Mischung verschiedener Farne und Weiden, auf das rechte Maß reguliert. Man nimmt 3mal 20 Tropfen oder 3mal 1 bis 2 Tabletten, darf aber keinen schnellen Erfolg erwarten. Die Wirkung tritt oft erst nach mehreren Wochen ein.

■ Symptomatisch hilft ein Teegemisch aus gleichen Teilen **A**nis, **F**enchel und **K**ümmel (sogenannter AFK-Tee).

■ Bei starker, schmerzhafter Spannung des Leibs ist ein Geheimtip die Einreibung mit 10% Kümmelöl (Ol. Carum carvi 1,0; Ol. olivarum ad 10,0). Raphanus D2, 3mal 5 Tropfen, oder Carbo vegetabilis D6, 3mal 1 Tablette, ergänzen das vielfältige Angebot.

■ Besonders wirksam sind Tees aus Kümmel, Fenchel, Anis und Koriander – einzeln oder zu gleichen Teilen vermischt. 1 Teelöffel zermörsern und mit 250 Milliliter kochendem Wasser übergießen, 10 Minuten ziehen lassen und abseihen.

■ Bei besonders starken Blähungen ein Tuch in heißes Essigwasser tauchen und auf den Bauch auflegen. Mit einer Wolldecke umwickeln und 10 Minuten einwirken lassen, dann bis zu 3mal erneuern.

■ Hilfreich ist auch frische Petersilie. Oft verschwinden die Blähungen, wenn nach jeder Mahlzeit 2 kleine Stengel gekaut werden.

■ Beruhigend und damit blähungsvermindernd wirken heiße Milch mit etwas Fenchel oder Anis und ein Spaziergang nach jeder größeren Mahlzeit.

■ Übrigens: Frischgebackenes Brot ist einer der Hauptauslöser für Blähungen – deshalb frühestens 1 Tag nach dem Backen essen.

6 Verstopfung

Verstopfung ist aufgrund der hiesigen Ernährungs- und Lebensgewohnheiten ein außerordentlich häufiges Problem. Zunächst sollte man wissen, daß für eine geregelte Verdauung nicht täglicher Stuhlgang notwendig ist, auch Stuhlgang alle 3 Tage kann ausreichend sein. Ursache einer chronischen Verstopfung ist neben Bewegungsmangel und ballaststoffarmer Ernährung auch Zeitmangel und Nichtbeachtung des Stuhldrangs. Jedoch sollte man bei einer plötzlich im mittleren oder höheren Lebensalter auftretenden Verstopfung auf jeden Fall zum Arzt gehen, da dies ein Zeichen für eine ernstere Darmerkrankung, zum Beispiel einen Tumor, sein kann. Allerdings werden nur in 10 bis 20% aller Fälle organische Ursachen gefunden.

■ Bei chronischer Verstopfung sollte man zunächst versuchen, über eine ballaststoffreiche Ernährung die Verdauung wieder in Gang zu bringen. Dazu gehören Vollkornprodukte aller Art sowie rohes Obst und Gemüse. Wichtig ist auch reichliches Trinken (2 bis 3 Liter täglich).

■ Zusätzlich können Füll- und Quellstoffe (Mucofalk, Resource Benefiber) zusammen mit reichlich Flüssigkeit eingenommen werden.

■ Andere Arten von Abführmitteln, die nicht über ein Aufquellen des Darminhaltes wirken, können bei Langzeiteinnahme zum Teil zu erheblichen Salz- und Flüssigkeitsverlusten führen und verschlimmern zum Beispiel durch den entstehenden Kaliummangel die Darmträgheit.

■ Bei chronischem Gebrauch von Abführmitteln kommt es nicht selten zu einer Abhängigkeit von diesen Mitteln und zur Schädigung der Darmschleimhaut.

Verstopfung ist eine Volksseuche in der zivilisierten Welt. Eine Ursache ist Bewegungsmangel, eine andere zu geringe Trinkmengen. Schließlich gibt es auch psychosomatische Ursachen.

Pflanzliche Abführmittel wie Sennaschoten, Rhabarberwurzel oder Faulbaumrinde sollten möglichst nur für akute Probleme genommen werden, sie eignen sich nicht zum Langzeit- oder Dauergebrauch. Das gilt auch für mineralische Abführmittel wie Magnesium sulfuricum (Glaubersalz).

Am natürlichsten hilft neben Bewegung und reichlicher Trinkmenge eine ballaststoffreiche Kost, also Salate, Gemüse, Vollkornbrot usw. Das wird unterstützt durch pflanzliche Quellmittel, vor allem den indischen Flohsamen (Plantago ovatae semen), zum Beispiel als Agiocur oder Pascomucil. Man nimmt täglich morgens oder abends 1 bis 2 Eßlöffel mit reichlich Flüssigkeit (mindestens 2 Glas Wasser) auf möglichst nüchternen Magen.

Bei Bewegungsstörungen des Darms hilft zusätzlich Digestodoron, 3mal täglich 20 Tropfen bzw. 1–2 Tabletten.

Bei häufig wiederkehrender Verstopfung oder in chronischen Fällen bewähren sich Leinsamen oder Weizenkleie. Beides muß frisch geschrotet werden (die Körner gibt es im Reformhaus), wird dann kurz in lauwarmem Wasser eingeweicht und zusammen mit viel Flüssigkeit eingenommen.

Ein besonders milder Abführtee, der keinen Gewöhnungseffekt hat, besteht aus Sennesblättern. Dazu 1 Teelöffel der Blätter (aus dem Reformhaus) mit 250 Milliliter kochendem Wasser übergießen und 10 Minuten ziehen lassen. Die Wirkung tritt nach rund 10 Stunden ein.

Auch Desserts wie Rhabarberkompott oder Apfelmus regen die Verdauung an.

Ebenfalls gut: 3mal täglich je 1 Eßlöffel Möhrensaft oder täglich 100 Gramm Trockenfrüchte (Pflaumen, Aprikosen) oder jeden Morgen auf nüchternen Magen 1 großes Glas Mineralwasser. Außerdem sollte zum morgendlichen Pflichtprogramm ein Müsli mit Kefir und 1 Eßlöffel geschrotetem Leinsamen gehören.

Grundsätzlich gilt: auf ausreichende Trinkmenge achten!

7 Durchfall

Eine akute Durchfallerkrankung (Diarrhö) kann sehr unterschiedliche Schweregrade von kurzanhaltenden, leichteren Durchfällen bis zu einem sehr schweren Krankheitsbild mit massiven Flüssigkeits- und Salzverlusten aufweisen. Bei starken wäßrigen Durchfällen, eventuell kombiniert mit Erbrechen, auf jeden Fall einen Arzt holen; besonders bei Kindern kann sich innerhalb weniger Stunden ein lebensbedrohlicher Zustand entwickeln. Häufigste Ursache sind Lebensmittelvergiftungen durch Bakterien (Staphylokokken, Kolibakterien, Salmonellen) oder Viren. Begleitend treten oft grippeähnliche Symptome (Fieber, Kopfschmerzen, Abgeschlagenheit) auf. Chronische Durchfälle können bei verschiedenen Darmerkrankungen, Erkrankungen der Bauchspeicheldrüse und bei einem Mangel an Verdauungsenzymen auftreten. Die Ursache muß auf jeden Fall vom Arzt abgeklärt werden.

- In leichteren Fällen von akutem Durchfall ist meist keine spezielle Therapie nötig. Die Einnahme von durchfallhemmenden Medikamenten ist fast nie sinnvoll, da damit die Ausscheidung der Krankheitserreger aus dem Darm behindert wird. Sehr wichtig ist es, äußerst reichlich zu trinken.

- Bei starken Durchfällen, die länger als 1 bis 2 Tage anhalten, kann eine gebrauchsfertige Elektrolytlösung den Wasser- und Salzverlust ersetzen (zum Beispiel Elotrans; bei Kindern Oralpädon). In manchen Fällen von bakteriell verursachtem Durchfall wird auch eine antibiotische Behandlung notwendig.

- Die Behandlung des chronischen Durchfalls ist je nach zugrundeliegender Krankheit sehr unterschiedlich und muß vom Arzt durchgeführt werden.

- Auch hier helfen die bei der Verstopfung erwähnten pflanzlichen Quellmittel (zum Beispiel Agiocur, Metamucil), weil sie Wasser binden. Man muß sie dann nur häufiger, zum Beispiel 4- bis 5mal täglich 1 Eßlöffel, und mit wenig Flüssigkeit nehmen.

- Schnell hilft auch getrockneter Apfel (zum Beispiel Aplona, mehrmals täglich 1 Beutel) oder 30 Gramm getrocknete Heidelbeerfrüchte, die gut gekaut werden müssen.

- Bekannt ist auch die stopfende Wirkung von Kohlepräparaten, zum Beispiel Carbo vegetabilis oder Carbo coffeae.

- Homöopathisch können Acidum nitricum D4 bis D6 oder Okoubaka D2 bis D4, alle 2 Stunden 5 Tropfen, und bei chronischen Verläufen ohne organische Ursache Asarum europaeum D3 oder Asa foetida D3 bis D4, mehrmals täglich 5 Tropfen, empfohlen werden.

- Als Schnellhilfe: 1 Teelöffel zermörserte Zimtstange mit 150 Milliliter kochendem Wasser übergießen. 10 Minuten ziehen lassen, abseihen und frisch trinken. Zusätzlich über den Tag verteilt 1 Kilo pürierte Bananen essen.

- Beruhigend wirken heiße Heublumenauflagen auf dem Bauch. Wichtig: Liegen lassen, bis sie ausgekühlt sind.

- Schwarzer Tee mit Traubenzucker und 1 Prise Kochsalz hilft, den Flüssigkeits- und Mineralienverlust auszugleichen.

- 3mal täglich 1 Eßlöffel getrockneter Heidelbeeren (s.a. Naturheilkunde).

- 1 Teelöffel Heilerde (innerlich, aus Reformhaus oder Apotheke) vor jeder Mahlzeit einnehmen.

8 Hämorrhoiden

Am Darmausgang befinden sich unter der äußeren Haut und der Darmschleimhaut Venengeflechte. Wenn sich das Blut in diesen Venengeflechten staut und die Venen ausweitet, spricht man von Hämorrhoiden. Druckerhöhungen in den Venen werden beispielsweise durch starkes Pressen bei Verstopfung, durch eine Schwangerschaft, durch Lebererkrankungen verursacht, sind vor allem aber anlagebedingt. Je nach Schweregrad der Hämorrhoiden treten Juckreiz, Druckgefühl und Schmerzen sowie Blutabsonderungen auf. Nicht selten kommt es zu schmerzhaften Thrombosen (Blutgerinnseln) in den Hämorrhoiden, außerdem können sich Entzündungen der Venen entwickeln. In fortgeschrittenen Fällen kann es auch zu einem Vorfall der Hämorrhoiden nach außen kommen.

■ Jeder Patient mit Hämorrhoiden muß zunächst durch reichliches Trinken und ballaststoffreiche Ernährung für einen problemlosen Stuhlgang sorgen, da es sonst durch harten Stuhlgang zu einer zunehmenden Venenerweiterung und zu Verletzungen der empfindlichen Schleimhaut kommen kann.

■ Die Behandlung der Hämorrhoiden richtet sich nach dem Schweregrad. Bei leichteren Beschwerden kann eine spezielle Creme (Posterine, Eulatin) Juckreiz und Schmerzen lindern. Bei nicht zu stark ausgeprägten Hämorrhoiden kann auch eine Verödung vorgenommen werden. Auch eine Unterbindung der Hämorrhoiden ist möglich. In schweren Fällen, speziell wenn die Hämorrhoiden sich nach außen stülpen, bleibt nur die operative Entfernung.

■ Starkes Pressen beim Stuhlgang sollte vermieden werden.

■ Wichtig ist ein regelmäßiger und eher weicher Stuhlgang, eventuell also wieder Quellmittel einnehmen. Lindernd wirken verschiedene Pflanzenzubereitungen in Form von Zäpfchen und Salben, zum Beispiel aus Pappelknospen oder Hamamelisblättern und -rinde (zum Beispiel Pappelsalbe oder Hametum Salbe und Zäpfchen).

■ Empfehlenswert ist auch ein Fertigarzneimittel aus Mäusedorn (Ruscus aculeatus), z. B. Duoform novo Dragees.

■ Homöopathisch haben sich bei allen akuten Hämorrhoidalbeschwerden Paeonia D3 und Aesculus D3, jeweils 5 Tropfen im stündlichen Wechsel, bewährt.

■ Bei den schmerzhaften Fissuren können Sitzbäder mit Calendula-Essenz oder Eichenrinde-Abkochungen helfen.

■ Schmerzlindernd wirken kalte Sitzbäder mit Eichenrinde- oder Ackerschachtelhalm-Extrakt (gibt es in Apotheken). Auch bei Blutungen hilft ein sofortiges kaltes Sitzbad. Werden die Hämorrhoiden täglich mit Rhizinusöl eingerieben, treten sie leichter zurück. (Rücksprache mit dem Arzt.)

■ Außerdem nach jedem Stuhlgang mit Wasser, dem etwas Arnika (aus der Apotheke) zugesetzt ist, lauwarm abwaschen.

■ Grundsätzlich gilt: Nicht länger als 1 1/2 Stunden ohne Unterbrechung sitzen, ballaststoffreich ernähren (Rohkost, viele Gurken, Tomaten, Melonen, Rettich) und weiches Toilettenpapier benutzen.

Vorbeugung

Es gibt einige Grundregeln: Langsam essen, gründlich kauen, reichlich Ballaststoffe zu sich nehmen, ausreichend trinken. Aber die wichtigste Voraussetzung für eine gesunde Verdauungstätigkeit – und gegen diese wird heute am meisten gesündigt – ist doch der strenge Rhythmus, die Mahlzeiten möglichst immer zur gleichen Zeit einzunehmen. Es wäre besonders Kindern zu wünschen, regelmäßige Essenszeiten einzuhalten.

Auch muß wieder mehr Gewicht auf die Qualität der Nahrungsmittel gelegt werden (Vollwertkost!). Alle Einseitigkeiten sind schädlich, auch übertriebener Vegetarismus. Eine warme Mahlzeit täglich sollte es unbedingt geben, aber es ist keinesfalls notwendig, jeden Tag Fleisch zu essen. 2- bis 3mal wöchentlich Fleisch oder Fisch ist völlig ausreichend, der übrige notwendige Eiweißbedarf sollte über Salat, Gemüse, Milchprodukte und Vollkornbrot gedeckt werden.

Besonders hervorzuheben ist auch die Bedeutung einer gesunden Darmflora: Sie ist Grundvoraussetzung für eine normale Darmfunktion. Die Darmflora wird stabilisiert durch gesäuerte Milchprodukte (Kefir, Joghurt, Dickmilch) und geschädigt durch eine zu kohlenhydrat- und zuckerreiche Ernährung.

Adressen

Verdauungs- und Stoffwechselkrankheiten allgemein:
Gastro-Liga, Friedrich-List-Str. 13,
35398 Gießen, Tel. 0641/97481-0
www.gastro-liga.de

Chronisch entzündliche Darmerkrankungen:
Deutsche Morbus Crohn/Colitis ulcerosa Vereinigung, Paracelsusstr. 15,
51375 Leverkusen, Tel. 0214/87608-0
www.dccv.de

Künstlicher Darmausgang:
Deutsche ILCO (Verband der Stomaträger), Landshuter Str. 30,
Freising, Tel. 08161/ 9343–01
www.ilco.de

Gelenke · Knochen

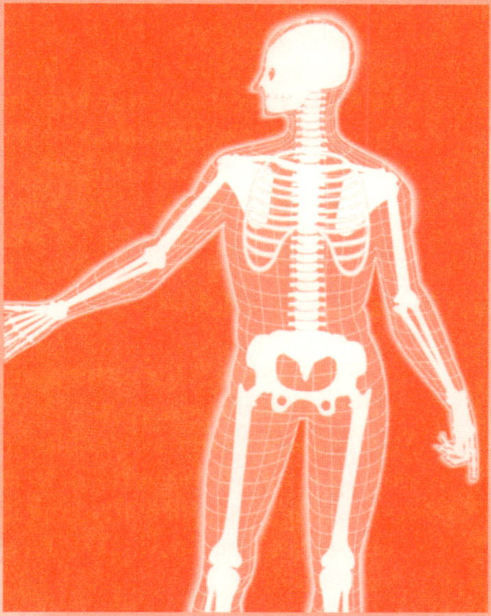

An Gelenkbeschwerden und Rückenschmerzen kommt kaum jemand vorbei. Mehr als 20% aller 65jährigen leiden darunter an mehr als 100 Tagen im Jahr. Zwei Drittel der Bundesbürger haben mindestens 1mal im Jahr Probleme mit dem Kreuz oder den Gelenken. Mehr als 5 Millionen Bundesbürger leiden zudem an rheumatischen Erkrankungen. Eine der Hauptursachen für immer wiederkehrende Rückenschmerzen ist chronischer Bewegungsmangel, wie er in allen westlichen Industriegesellschaften herrscht. Regelmäßige Bewegung ohne starke Gelenkbelastung (zum Beispiel Schwimmen) ist daher ein einfaches und billiges Mittel, diesen lästigen Beschwerden vorzubeugen oder Schmerzen gezielt zu behandeln.

1 Osteoporose

Es handelt sich um einen über die normalen Alterserscheinungen hinausgehenden Schwund der Knochensubstanz, der vor allem Frauen nach den Wechseljahren betrifft (etwa 15% der Frauen über 65 haben eine deutliche Osteoporose). Die Tragfähigkeit des Knochens nimmt dadurch stark ab, schon bei alltäglichen Belastungen kann es zu Knochenbrüchen kommen. Durch die geringe Knochendichte kommt es auch zu Einbrüchen an den Wirbelkörpern, so daß Rückenschmerzen, Abnahme der Körpergröße und Verformungen der Wirbelsäule (»Witwenbuckel«) die Folge sind. Eine Knochendichtemessung kann mit speziellen Geräten durchgeführt werden, da auf einem normalen Röntgenbild Frühstadien der Osteoporose nicht sichtbar sind.

■ Vorbeugungsmaßnahmen sind wesentlich effektiver als die Behandlung eines schon bestehenden Knochenschwunds. Spätestens ab dem 35. Lebensjahr sind zur Deckung des Calciumbedarfs täglich 1/2 bis 1 Liter Milch oder Milchprodukte nötig. Der Calciumgehalt von fettarmer Milch ist genauso hoch wie von Vollmilch.

■ Wer ein erhöhtes Osteoporoserisiko hat (Osteoporose bei Mutter oder Schwester, Raucher, sehr schlanke Frauen, Dauereinnahme von Cortison), sollte vorbeugend täglich 1000 mg Calcium, evtl. auch Vitamin D (Arzt fragen) einnehmen.

■ Seit einiger Zeit gibt es verschiedene hoch wirksame Medikamente zur Behandlung der Osteoporose, u.a. die sogenannten Bisphosphonate. Eine der sinnvollsten Maßnahmen sowohl in der Vorbeugung als auch in der Behandlung der Osteoporose ist ein gezieltes Bewegungstraining mit isometrischen Spannungsübungen.

Zu unterscheiden sind die frühzeitige (»präsenile«) und die Altersosteoporose. Erstere wird auf einen Östrogenmangel zurückgeführt, weshalb auch Frauen überdurchschnittlich häufig betroffen sind.

Anstelle synthetischer Hormone lohnt ein langfristiger Versuch mit Traubensilberkerzen-Wurzelstock (Cimicifuga rhizoma), zum Beispiel als Remifemin oder Klimadynon Tropfen oder Tabletten, 2mal 20 Tropfen bzw. 2mal 1 Tablette über lange Zeit. Ergänzt wird diese Therapie durch natürliche Kalk- und Fluorpräparate, zum Beispiel morgens 1 Teelöffel Aufbaukalk 1 und abends 1 Teelöffel Aufbaukalk 2 (Weleda). Sehr hilfreich sind bei Frauen auch subkutane Injektionen von Ovarium D3, 2mal wöchentlich.

Homöopathisch werden zum Beispiel Magnesium fluoratum D12 oder Strontium carbonicum D12, täglich 1 Tablette, symptomatisch gegen die Beschwerden Vermiculite D6, 3mal 1 Tablette empfohlen.

Osteoporose gehört grundsätzlich in ärztliche Behandlung. Hausmittel gibt es nicht.

2 Arthrose

Es handelt sich um eine Abnutzung des Gelenkknorpels, die bis zu einem gewissen Grad bei jedem Menschen als natürlicher Alterungsprozeß eintritt. Mit 40 Jahren hat schon die Hälfte der Bevölkerung degenerative Gelenkveränderungen. Am häufigsten betroffen sind die Wirbelsäule, außerdem Knie-, Schulter- und Hüftgelenke. Die Entstehung von Arthrosen wird durch Fehlstellungen (zum Beispiel extreme X-Beine, Hüftgelenksluxation) oder Fehlbelastungen (zum Beispiel knieende Berufstätigkeit) begünstigt. Mit zunehmender Knorpelabnutzung kommt es zur Deformierung des Gelenks und entzündlichen Begleitreaktionen.
Dann treten Beschwerden wie Schmerzen, Gelenkschwellung, Muskelverspannungen und Bewegungseinschränkungen auf. Typisch ist ein sogenannter Anlaufschmerz nach längerem Sitzen und Liegen, der beim Gehen besser wird.

■ Bewegungsarmut und Übergewicht sind 2 wichtige auslösende Faktoren für die Entstehung einer Arthrose. Einseitige körperliche Belastungen sollten aber vermieden werden. Wichtig zur Vorbeugung einer Arthrose ist auch die frühzeitige Behandlung von Gelenkfehlstellungen.

■ Bei einer vorhandenen Arthrose kann der Knorpel mit Medikamenten nicht wieder aufgebaut werden, es ist lediglich eine Behandlung der Beschwerden möglich. Dazu gehören bei chronischen Schmerzen Wärmebehandlungen, bei akuter Verschlimmerung Kältebehandlungen (in der Apotheke gibt es gebrauchsfertige Packungen, zum Beispiel Cold-Hot-Pack) oder vom Arzt verordnete Schmerzmittel.

■ Massagen und krankengymnastische Behandlung lindern die Schmerzen und erhalten die Beweglichkeit der Gelenke. Auch Schwimmen tut gut. Spezielle Schuhe und Einlagen können Knie- und Hüftgelenke entlasten. In schweren Fällen sind operative Gelenkkorrekturen oder Gelenkersatz möglich.

- Je früher eine naturheilkundliche Behandlung einsetzt, um so erfolgreicher wird sie sein. Wichtigstes Frühsymptom ist die schmerzhafte Bewegungseinschränkung, die sich durch Belastung verstärkt.

- Phytotherapeutisch wird die Teufelskralle (Harpagophytum) eingesetzt – als Tee oder Fertigarzneimittel (äußerlich als Salbe oder innerlich in Tropfenform). Sehr heilsam sind auch gelenknahe Einspritzungen von Mistelextrakt, was kurzfristig zu lokaler Entzündung mit unter Umständen starken Schmerzen führt.

- Hilfreich ist weiterhin Quarz, zum Beispiel als Kieselerde oder in homöopathischer Form als Quarz oder Silicea D3 bis D6, 3mal täglich 5 bis 8 Tropfen. Sehr bewährt haben sich auch lokale Injektionen von Equisetum D15/Formica D10 aa (Weleda).

- Äußerlich helfen Einreibungen mit Solum uliginosum comp. Öl (Wala), Symphytum 10% Salbe oder Zinnsalbe (zum Beispiel Ungt. Stannum met. praep. 0,4% Weleda), schließlich alle Wärmeanwendungen wie Fango, Turbatherm, Heublumen als Packungen oder Thermalbäder.

- Gegen die Schmerzen hilft reines Rhizinusöl. Die schmerzenden Stellen 2mal täglich dick einreiben und anschließend mit einer Mullbinde umwickeln.

- Und: 1 mal wöchentlich ein Schwefelmoorbad (in der Apotheke erhältlich) nehmen (Dauer ca. 10 Minuten). Dabei unter Wasser die schmerzenden Gelenke leicht massieren.

- Im nicht entzündlichen Stadium (Arzt fragen) Mumari, eine mit Wasser angerührte Paste aus Cayennepfeffer und Kreide (in der Apotheke fragen) anwenden. Die Packung paßt sich dem Körper gut an und speichert lange die Wärme.

- Unterstützend: Weiche Schuhsohlen tragen, möglichst oft Rohkost essen und längere Gehstrecken vermeiden – Radfahren schont die Gelenke.

3 Rheuma

Rheuma ist ein Sammelbegriff für eine Vielzahl entzündlicher Erkrankungen der Gelenke und des Bindegewebes. Unter Rheuma im engeren Sinne versteht man die »Primär chronische Polyarthritis« (PcP = Gelenkrheuma). Typisch für diese Erkrankung ist der symmetrische Befall der Fingermittel- und Grundgelenke und die Morgensteifigkeit der betroffenen Gelenke. Die PcP kann aber auch, besonders bei jüngeren Menschen, mit der Entzündung eines großen Gelenkes (Knie, Ellbogen, Schulter) beginnen. Es kommt zu schmerzhaften Gelenkergüssen, im Laufe der Zeit wird das Gelenk deformiert. Auch innere Organe können entzündliche Veränderungen aufweisen (Herz, Nieren, Blutgefäße, Augen). Eine eindeutige Diagnose kann in den Frühstadien manchmal schwierig sein, neben den Symptomen können Röntgenbefunde und sogenannte Rheumatests aus dem Blut Aufschluß geben, sind aber nicht immer eindeutig.

■ Hauptziele der Behandlung sind: Schmerzbekämpfung, Unterdrückung des entzündlichen Prozesses und Erhaltung der Gelenkbeweglichkeit. Eine Heilung der PcP ist noch nicht möglich.

■ Es gibt mittlerweise sehr viele wirksame Rheumamedikamente mit unterschiedlichen Wirkmechanismen. Die Auswahl einer individuellen Kombination dieser Medikamente sollte dem Spezialisten (Rheumatologen) überlassen werden.

■ In neueren Studien wird auch von einer Besserung der Beschwerden bei Einnahme von Fischölkapseln und Vitamin E berichtet. Individuelle Krankengymnastik und physikalische Maßnahmen wie Bäder, Packungen und Massagen spielen eine sehr wichtige Rolle in der Langzeitbehandlung der Polyarthritis und sind entscheidend für die Erhaltung der Beweglichkeit der Gelenke.

Hier ist eine genaue Diagnosestellung besonders wichtig, soll die Therapie effektiv sein. Symptomatisch schmerzlindernde Kombinationsarzneimittel sind zum Beispiel Phytodolor oder Steirocall, 3mal 20 bis 40 Tropfen über längere Zeit regelmäßig genommen, später dann nach Bedarf.

Äußerlich wird Kiefernnadelöl oder Lärchenterpentin eingerieben oder kurzfristig ein ABC-Pflaster geklebt, das nicht länger als maximal 2 Tage an Ort und Stelle belassen werden soll. Wichtig ist auch wieder die Zinnsalbe (Ungt. Stannum met. praep. 0,4% Weleda), vor allem über Nacht als Salbenlappenverband.

R.F. Weiß empfiehlt als »Rheumatee« ein Gemisch aus Brennesselkraut, Bittersüßspitzen, Sandseggenwurzelstock, Sennesblättern und Fenchelfrüchten zu gleichen Teilen, morgens und abends 1 bis 2 Tassen.

Homöopathisch gibt es eine große Zahl von empfohlenen Mitteln je nach Konstitution und Beschwerdebild.

Sämtliche Hausmittel sollten bei Rheuma (nach Rücksprache mit dem Arzt) über längere Zeit angewandt werden, um ihre Wirksamkeit zu entwickeln. Bewährt sind Heublumenvollbäder (2mal wöchentlich) oder Heublumenauflagen auf die schmerzenden Gelenke.

Weitere Hausmittel: 1 mal täglich Umschläge mit Essig, 3mal täglich je eine Tasse Brennesseltee oder Wacholdersaft, mehrmals täglich die schmerzenden Stellen mit Wacholderöl einreiben.

Empfehlenswert sind auch Fichtennadelvollbäder (2mal wöchentlich) sowie Wechselgüsse auf die schmerzenden Gelenke – 1 Minute so heiß wie möglich, dann 5 Sekunden sehr kalt.

Außerdem helfen Kohlauflagen. Dazu werden einige Kohlblätter vom Mittelstrunk gelöst und kräftig gewalkt. Dann in heißes Wasser legen und in mehreren Schichten mit einer elastischen Binde um die betroffenen Gelenke wickeln. 2 bis 3 Stunden einwirken lassen.

4

Gicht

Voraussetzung für die Entstehung der Gicht ist ein erhöhter Harnsäurespiegel im Blut, der entweder durch eine verminderte Harnsäureausscheidung oder eine vermehrte Harnsäurebildung aus ihren Vorstufen, den Purinen, resultiert. Nur 5% der Patienten mit erhöhtem Harnsäurespiegel entwickeln Gichtsymptome. Bei vielen Patienten beginnt die Krankheit mit einem äußerst schmerzhaften nächtlichen Gichtanfall (akute Gelenkentzündung) im großen Zeh. Diese Attacken können, müssen sich aber nicht wiederholen. Einige Patienten entwickeln Gichtknoten (aus Harnsäurekristallen), zum Beispiel an den Ohren, an der Achillessehne oder unterhalb des Ellenbogens, andere chronische Gelenkentzündungen oder Nierensteine (Harnsäuresteine). Sehr häufig bestehen bei Gichtpatienten gleichzeitig Fettstoffwechselstörungen, Übergewicht und Diabetes.

■ Bei leicht erhöhten Harnsäurewerten genügt häufig die Einhaltung einer purin- und fettarmen Diät und der Abbau von Übergewicht zur Normalisierung der Werte.

■ Purinreiche Nahrungsmittel, die vermieden werden sollten, sind zum Beispiel Fleisch, Innereien, Hering, Ölsardinen, Hülsenfrüchte und Spargel. Bier (auch alkoholfreies) ist ebenfalls purinreich. Reichlicher Alkoholkonsum kann einen Gichtanfall provozieren. Reichliches Trinken (am besten Wasser) wirkt sich günstig auf den Harnsäurespiegel aus.

■ Gelingt diätetisch keine Senkung der Harnsäurewerte, werden Medikamente eingesetzt, die die Harnsäurebildung hemmen oder die Ausscheidung über die Nieren fördern. Im akuten Gichtanfall werden Präparate eingesetzt, die Colchicin (eine Substanz aus der Herbstzeitlose) enthalten.

■ Die wichtigste Heilpflanze, vor allem bei akutem und äußerst schmerzhaftem Gichtanfall, ist die Herbstzeitlose (Colchicum autumnale). Man nimmt ein auf das Alkaloid Colchicin standardisiertes Fertigarzneimittel, zum Beispiel Colchicum dispert oder Colchysat, beginnt mit 2 Tabletten und nimmt dann weiter jede Stunde 1 Tablette bis zum Abklingen der Schmerzen, maximal 12 Tabletten in 24 Stunden. Diese Behandlung kann dann frühestens nach 3 Tagen wiederholt werden.

■ Homöopathisch kann im akuten Anfall auch Aconit D4, 5 Tropfen alle halbe Stunde, eventuell im Wechsel mit 5 Tropfen Bryonia D3 oder Apis D3, genommen werden.

■ Mehr vorbeugenden Charakter haben Berberis D2, Perylla ocymoides D2 bis D3 oder Rhododendron D3 bis D6, jeweils 3- bis 6mal 5 Tropfen täglich über längere Zeit.

■ Schafgarbe-Bad: Kochen Sie 50 Gramm Schafgarbe in 1 1/2 Liter Wasser, lassen Sie es 10 Minuten ziehen. Seihen Sie dann ab und geben Sie den Sud in warmes Badewasser (38 bis 39 °C). 10 Minuten darin baden.

■ Unterstützend helfen Salzwickel. Dazu werden 2 Eßlöffel Kochsalz in 500 Milliliter Wasser aufgelöst. Ein Tuch damit vollsaugen lassen, auswringen und auf die betroffenen Stellen auflegen. Mit einem trockenen Tuch umwickeln.

■ Außerdem empfiehlt sich, täglich 1 Tasse Schachtelhalm-Tee zu trinken, 2mal wöchentlich ein Heublumenbad zu nehmen oder 3 Wochen lang 3mal täglich 1 Tasse Zinnkrauttee zu trinken. Das morgendliche Wassertreten in kaltem Wasser ist ebenfalls zu empfehlen.

5 Rückenschmerzen

Häufige Rückenschmerzen werden meist durch degenerative Veränderungen (Osteoporose, Abnutzung der Zwischenwirbelgelenke) oder Fehlhaltung der Wirbelsäule verursacht. Eine Fehlhaltung wird durch eine zu schwach entwickelte Rücken- und Bauchmuskulatur begünstigt. Die Schmerzen entstehen durch Verkrampfung der Rückenmuskulatur und/oder durch den Druck, den die Bandscheiben auf das Rückenmark und die dort austretenden Nervenfasern ausüben. Neben chronischen Verspannungen und Schmerzen kann es akut zu starken Schmerzen kommen, die zum Beispiel von der Lendenwirbelsäule (Ischias, Lumbago = Hexenschuß) oder der Halswirbelsäule (akute Nackenverspannung) ausgehen. Die Einklemmung von Nerven kann zu Lähmungen und Ausfallserscheinungen der Oberflächensensibilität der Haut führen.

■ Der Großteil der Rückenbeschwerden ist auf Bewegungsmangel und mangelhaft entwickelte Rumpfmuskulatur zurückzuführen. Auf Dauer kann nur konsequentes körperliches Training, möglichst mit speziellen krankengymnastischen Übungen, die Beschwerden beseitigen. Auch Rückenschwimmen entlastet die Wirbelsäule.

■ Bei akuten Beschwerden hilft Wärmeanwendung, zum Beispiel heiße Bäder mit durchblutungsfördernden Zusätzen (Salhumin Rheumabad Pernionin Thermo Vollbad) oder Rotlichtbestrahlung. Auch eine gebrauchsfertige Wärmepackung (Fangotherm, Cold-Hot-Pack) oder das Einreiben mit durchblutungsfördernden Salben hilft (Spondylon Einreibung Vaxicum NA).

■ Bei Empfindungsstörungen der Haut, Lähmungen und nicht nachlassenden stärkeren Schmerzen sollte man möglichst schnell zum Arzt gehen.

■ Rückenschmerzen haben vielfältige Ursachen und bedürfen daher sorgfältiger diagnostischer Abklärung. Stehen Bindegewebsschwäche und Verspannungen im Vordergrund, ist neben Krankengymnastik und Kneipptherapie als »Bewegungstherapie« besonders die Heileurhythmie zu nennen, weil sie am stärksten die psychosomatischen Anteile der Beschwerden erfaßt und die der Schwerkraft entgegenwirkende Aufrichtekraft (»Lebenskraft«) stärkt. Wieder helfen auch die verschiedenen Wärmeanwendungen und lösende Massagetechniken.

■ Medikamentös sind Einreibungen mit Solum uliginosum comp. Öl, Zinnsalbe oder Lavendelöl hilfreich.

■ Besonders zu empfehlen sind Injektionen mit den sogenannten Discipräparaten, zum Beispiel Disci comp. cum Stanno (Wala).

■ Bei starken Schmerzen hilft ein extrastarkes Heublumenbad. Dazu 500 Gramm Heublumen (aus der Apotheke) in 1 Liter kochendes Wasser geben, kurz aufkochen lassen, abseihen und den Sud dem warmen Badewasser zugeben. 15 bis 20 Minuten in der Wanne bleiben, bei Bedarf täglich wiederholen.

■ Bei leichteren Schmerzen heiße Heublumensäcke auf die schmerzenden Partien auflegen. Außerdem: Einreibungen mit Pfefferminzöl, Arnikatinktur, Wacholderspiritus (Zubereitung siehe »Tennisarm«, Seite 114/115) oder Johanniskrautöl.

■ Langfristig helfen vor allem entsprechende bewegungstherapeutische Maßnahmen.

6 Verstauchung · Verrenkung

Es handelt sich um Gelenkverletzungen nach äußerer Gewalteinwirkung. Bei der Verstauchung (Distorsion) werden die Bänder, Muskeln und die Gelenkkapsel, die das Gelenk stabilisieren, gezerrt oder zerrissen. Dabei kann auch der Knorpel oder Knochen in Mitleidenschaft gezogen werden. Bei einer Verrenkung (Luxation) kommt es zusätzlich zu einer Verschiebung der Gelenkanteile, so daß Knochenfehlstellungen und stärkere Bewegungseinschränkungen entstehen. Verstauchungen und Verrenkungen werden meist von einer beträchtlichen Schwellung des Gelenks durch Einbluten oder einen Gelenkerguß begleitet und sind sehr schmerzhaft.

- Bei Verletzungen der Gelenkkapsel und Bänder ist normalerweise eine Ruhigstellung und Entlastung des Gelenks für etwa 6 Wochen erforderlich. Bandverletzungen können sehr hartnäckige Beschwerden verursachen, die volle Belastungsfähigkeit kann in manchen Fällen erst nach $^1/_2$ bis 1 Jahr wiederhergestellt sein.

- Bei jeder Gelenkverletzung ist eine ärztliche Untersuchung notwendig, damit keine Bandzerreißungen, Knorpelbeschädigungen oder Knochenabrisse übersehen werden. Als Erstmaßnahme sollte man das verletzte Gelenk hochlagern und mit feuchten Tüchern oder Eisbeutel kühlen.

- Die beste Vorbeugung vor Gelenkverletzungen ist regelmäßiges körperliches Training, da dadurch die sogenannte Muskelführung des Gelenkes verbessert wird, und das Tragen von flachen Schuhen mit rutschfester Sohle.

- Am schnellsten und zuverlässigsten wirken Umschläge mit Arnika-Essenz. Man nimmt 1 Eßlöffel auf 1/2 Liter kaltes Wasser und erneuert die Umschläge, sobald sie warm geworden sind. Über Nacht läßt man den Umschlag fest angewickelt bis zum nächsten Morgen liegen. Sind die akuten Beschwerden abgeklungen, kann auch Arnika-Salbe aufgetragen werden.

- Ähnlich gut wirkt Beinwell (Symphytum), zum Beispiel als 10%ige Salbe. Auch Bromelain aus der Ananas (zum Beispiel Traumanase) oder Aescin aus der Roßkastanie (zum Beispiel Reparil innerlich oder als Gel äußerlich) helfen rasch und anhaltend.

- Ein altbewährtes homöopathisches Komplexmittel ist Traumeel, innerlich als Tropfen und Tabletten, äußerlich als Salbe angewendet.

- Eines der ältesten und wirksamsten Hausmittel sind Arnikaumschläge: Dazu wird Arnikatinktur (gibt es in der Apotheke) mit kaltem Wasser im Verhältnis 1:10 verdünnt. Ein Mulltuch gut damit durchfeuchten und auf die erkrankte Stelle auflegen. Alle 20 Minuten erneuern.

- Oder: Beinwellumschläge – 2 Teelöffel Beinwellwurzeln in 250 Milliliter Wasser kurz aufkochen, 10 Minuten ziehen lassen, abseihen und gut abkühlen lassen. Anwendung wie bei Arnikaumschlägen.

- Bei Verrenkungen lindert Johanniskrautöl aus der Apotheke die Schmerzen. Die betroffenen Gelenke müssen damit mehrmals täglich eingerieben werden.

- Sofortmaßnahme nach dem Unfall: Eis zum Abschwellen.

7 Sehnenscheidenentzündung

Die Sehnenscheiden ermöglichen ein reibungsarmes Gleiten der Sehnen. Bei körperlicher Überlastung – vor allem bei einförmiger Berufstätigkeit (zum Beispiel bei Kassiererinnen, Sekretärinnen) – schwillt das Gewebe der Sehnenscheide an, so daß es zu schmerzhafter Reibung kommt. Diese Reibung kann man als lederartiges Knarren fühlen und eventuell auch hören. Am häufigsten sind Sehnenscheidenentzündungen am Unterarm und an der Hand. Eine Sonderform ist der sogenannte schnellende Finger, bei dem durch eine Sehnenscheidenverdickung an der Beugesehne eines Fingers eine Behinderung der Fingerstreckung mit typischen schnellenden Streckbewegungen erfolgt.

■ Nach Möglichkeit sollten monotone Tätigkeiten vermieden werden. Wenn sie aus beruflichen Gründen erforderlich sind, sollte man häufig kurze Pausen einlegen und beispielsweise die Hände locker ausschütteln und kurz unter kaltes Wasser halten. Bei bestehender Sehnenscheidenentzündung hilft konsequente Ruhigstellung auf einer Schiene oder im Stützverband. Wiederholte Kältepackungen lindern den Schmerz.

■ Sollte ein Schmerzmittel nötig sein, sollten Präparate mit nur einem Wirkstoff bevorzugt werden (zum Beispiel Aspirin, Paracetamol). Im chronischen Stadium kommen physikalische Maßnahmen wie Ultraschall oder Krankengymnastik in Frage.

■ Recht gute Resultate werden sowohl im akuten als auch im chronischen Stadium oft durch Akupunktur erzielt.

■ Wer viel am Computer sitzt und zu Sehnenscheidenentzündungen neigt, sollte sich eine ergonomisch geformte Spezialtastatur zulegen.

■ Sehr schnelle Linderung kann der nächtliche Salbenlappenverband mit Zinnsalbe (Ungt. Stannum met. praep. 0,4% Weleda) bewirken.

■ Homöopathisch werden innerlich Ruta D3 oder Symphytum D3 bis D4, 3mal täglich 5 Tropfen, bei akuten Beschwerden auch alle 2 Stunden, empfohlen, wenn Überanstrengungen oder Traumen die Ursachen sind. Für Ruta spricht, wenn Wärme und Bewegung bessern, Ruhe und Kälte verschlimmern, für Symphytum bei umgekehrtem Verhalten.

■ Ist die Ursache eher in feuchter Unterkühlung zu suchen, empfiehlt es sich, 3mal 5 Tropfen Bryonia D2 bis D4 zu nehmen, Hilfreich kann auch Acidum formicicum D4 bis D6, innerlich als Tropfen, oder D30 als subkutane Injektion sein.

■ Wichtigste Maßnahme: Ruhigstellung. Zusätzlich heiße Auflagen mit Beinwellbrei. Dazu 150 Gramm Beinwellwurzel zermörsern, in kleine Stoffbeutelchen füllen und über Wasserdampf erhitzen. Die Säckchen auf die betroffenen Stellen auflegen, mit einem Tuch abdecken und mit einer Binde fixieren (2mal täglich anwenden).

■ Im akuten Stadium helfen auch Quarkpackungen mit Arnika: 1 Teelöffel Arnika mit 1 kleinen Becher Quark und 1 Becher Joghurt verrühren und auf die schmerzenden Stellen auftragen. Mit einem feuchten Leinentuch abdecken. Zusätzlich die entzündeten Bereiche mehrmals täglich dick mit Tigerbalsam einreiben.

■ Darüber hinaus lindern kalte Armbäder, Umschläge mit Arnikatinktur (Arnika mit Wasser im Verhältnis 1:10 verdünnen) und Umschläge mit Heilerde (mit kaltem Wasser vermischen und mit Leinentuch abdecken).

8 Tennisarm

Beim Tennisarm oder Tennisellenbogen handelt es sich um Schmerzen an den Sehnen und Muskelansätzen der Außenseite des Ellenbogengelenks, die vor allem bei Überstreckung des Handgelenks und beim Schließen der Faust auftreten. Ursache ist eine Überbeanspruchung der Streckmuskulatur des Handgelenks und der Finger, wie sie beim Tennisspielen, aber auch bei handwerklicher Arbeit auftreten kann. Ein ähnliches Beschwerdebild ist der sogenannte Golferellenbogen; hier treten die Schmerzen an der Innenseite des Gelenks auf. Verwechselt werden können die Beschwerden auch mit Schmerzen, die von der Halswirbelsäule ausgehen.

- Zur Vorbeugung des Tennisellenbogens sollte auf richtige Griffstärke des Tennisschlägers und auf die richtige Spieltechnik (Beratung durch Tennistrainer) geachtet werden.

- Die Beschwerden können sehr hartnäckig sein. Schonung, Kältepackungen, Elektrotherapie und Ultraschall kommen zum Einsatz. Ein Therapieversuch mit Akupunktur ist erfolgversprechend.

- Eine mehrwöchige Schonung bis hin zur Gipsruhigstellung kann in hartnäckigen Fällen nötig werden. Wenn erforderlich, kann der Arzt auch örtlich betäubende Mittel einspritzen.

- Die Ursachen sind ähnlich wie bei der Sehnenscheidenentzündung, weshalb auch die dort empfohlenen Mittel helfen können; das gilt besonders auch für die Zinnsalbe. Oft kann man mit einer Salbe aus der Alraune (Mandragora 5% Salbe, Weleda) ganz überraschende Erfolge erzielen.

- Bei noch ganz frischem Beschwerdebild können 1 bis 2 direkt am Schmerzpunkt verabreichte Injektionen von Arnica/Levisticum comp. D3, Weleda, eventuell ergänzt durch Formicain, schlagartige Besserung bewirken.

- Den betroffenen Arm mehrmals täglich mit Melbrosia-Heilsalbe (enthält natürliches Propolis aus dem Bienenstock) einreiben.

- Oder mit Wacholderspiritus:
45 Gramm Wacholderbeeren fein zerstampfen, mit 150 Milliliter 70%igem Isopropylalkohol übergießen. 14 Tage ziehen lassen, filtern und in eine verschließbare Flasche abfüllen. Damit die schmerzenden Stellen mehrmals täglich behandeln.

- Hilfreich sind auch Beinwellwickel. Dazu 250 Milliliter Beinwellwurzeln mit etwas Wasser leicht kochen. Dann zerstampfen, den Brei in einem Tuch auffangen und möglichst heiß auf den Arm auflegen. 30 Minuten einwirken lassen, 2mal täglich anwenden.

9 Schultersteife

Es handelt sich um eine häufige, oft einseitige Erkrankung des Schultergelenks. Meist ist das Heben des Armes über die Waagerechte hinaus erschwert oder unmöglich, auch die Drehung des Armes nach innen und hinten (»Schürzenbinden«) fällt schwer. Es kommen mehrere Ursachen in Frage, zum Beispiel degenerative Veränderungen an einer Muskelsehne, die durch das Schultergelenk zieht, oder Schrumpfungsprozesse an der Gelenkkapsel. Die Schultersteife kann auch als Verletzungsfolge nach längerer Ruhigstellung des Gelenks oder nach Entzündungen auftreten. Manchmal können im Röntgenbild Kalkablagerungen nachgewiesen werden, meist ist aber keine röntgenologische Veränderung sichtbar.

■ Eine steife Schulter kann Ausdruck einer Überlastung, viel häufiger aber eines zu geringen körperlichen Trainings sein. Gerade ältere Menschen sollten daher alle Gelenke täglich systematisch bewegen, um Versteifungen vorzubeugen. Bei eingetretener Versteifung ist die schmerzfreie Mobilisierung des Schultergelenks das Behandlungsziel.

■ Wichtig sind geeignete Bewegungsübungen, die unter Anleitung einer Krankengymnastin durchgeführt werden sollten. Damit diese Bewegungen überhaupt ausgeführt werden können, ist meist eine Schmerzbekämpfung vor der Behandlung nötig.

■ Bei entzündlichen Begleiterscheinungen kann auch zunächst eine Ausheilung der Entzündung durch Ruhigstellung und Einnahme entzündungshemmender Tabletten oder mittels Injektionen in das Gelenk notwendig sein.

■ Die Schmerzen lassen sich oftmals durch Akupunktur günstig beeinflussen.

- Wärmeanwendungen mit Fango, Turbatherm oder Heublumen sind wichtig, bei Chronifizierung krankengymnastische Behandlung. Im frischen Stadium helfen die schon beim Tennisarm erwähnten Injektionen von Arnica/Levisticum comp. D3 und Quaddelungen mit Acidum formicicum D30 oder Formicain.

- Innerlich können Colocynthis D6 und besonders bei nächtlicher Verschlimmerung Gnaphalium polycephalum D2 bis D3, jeweils 3mal täglich 5 bis 10 Tropfen, empfohlen werden.

- Hilfreich sind auch Einreibungen mit Solum uliginosum comp. Öl oder Aconit-Öl.

- Bei schon langem Verlauf und Chronifizierung lohnt ein Versuch mit Kurz- oder Mikrowellenbestrahlung.

- Schulterkompressen: Je 1 Handvoll Arnika, Rosmarin und Thymian mit 1 Liter kochendem Wasser übergießen. 10 Minuten ziehen lassen, abseihen. Mit dem Sud ein Mulltuch tränken und so heiß wie möglich auf die betroffene Partie auflegen. Mit einem trockenen Leinentuch abdecken. 15 Minuten einwirken lassen, dann erneuern. 2mal täglich anwenden.

- Zusätzlich Einreibungen mit Franzbranntwein oder reinem Pfefferminzöl.

Vorbeugung

Die Gesundheit unseres Bewegungsapparats ist vor allem abhängig von der Bewegung. Dies gilt außen wie innen. Äußere Bewegung sollte mehr Spiel als Leistungssport bedeuten. Die wichtigste innere Bewegung ist die Ernährung. Die Nahrung muß so beschaffen sein, daß mit Freude gegessen wird und zugleich die Verdauungsorgane zu kräftiger »Arbeit« veranlaßt werden. Innere Bewegung wird auch stimuliert durch reichliches Trinken. Schließlich sei auf die segensreichen Wirkungen der Kneipptherapie besonders für den »Bewegungsmenschen« hingewiesen.

Gelenkerkrankungen werden aber auch durch ungeeignete Sportarten gefördert. Starke Gelenkbelastungen, zum Beispiel beim Joggen (besonders bei Übergewichtigen), bei Ballsportarten und Squash oder Tennis, können eine Arthrose verschlimmern. Kurzfristige sportliche Anstrengungen ohne ausreichendes körperliches Training (Skifahren) können neben akuten Verletzungen auch chronische Gelenk- und Wirbelsäulenschäden verursachen.

Rheumakranke können durch die Einnahme von Vitamin E und Fischölkapseln in manchen Fällen einer Verschlimmerung vorbeugen.

Adressen

Rheuma:
Deutsche Rheumaliga, Maximilianstr. 14, 53111 Bonn, Tel. 0228/76606-0
www.rheuma-liga.de

Kompetenznetz Rheuma, c/o Deutsches Rheumaforschungszentrum, Schumannstr. 21/22, 10117 Berlin, Tel. 030/450513-372
www.rheumanet.org

Osteoporose:
Bundesselbsthilfeverband für Osteoporose, Kirchfeldstr. 149, 40215 Düsseldorf, Tel. 0211/319165
www.bfo-aktuell.de

Netzwerk Osteoporose, Kamp 21, 33098 Paderborn, Tel. 05251/280586
www.netzwerk-osteoporose.de

Rückenschmerzen:
Aktion gesunder Rücken, Postfach 103, 27443 Selsingen, Tel. 0700/24711111
www.agr-ev.de

Niere · Blase · Sexualität

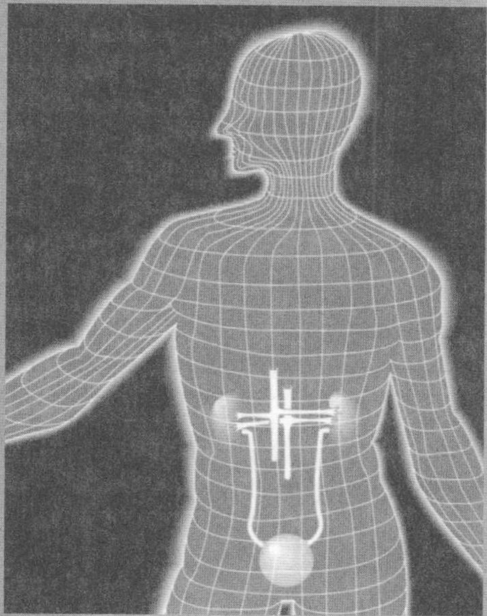

Die Nieren sind die Giftfilter des Körpers: Die beiden »Körperklärwerke« filtern jeden Tag die Schadstoffe aus 1600 Liter Blut – in 70 Jahren sind das mehr als 44 Millionen Liter. Außerdem regulieren die Nieren den Salz- und Wasserhaushalt, sie sind an der Herstellung von Vitaminen und Hormonen beteiligt und mitverantwortlich für Blutbildung, Knochenstoffwechsel und Blutdruckregulation. Empfindlich reagieren die Nieren auf jahrelange Medikamenteneinnahme und ständige Unterkühlung. Außerdem wichtig: viel trinken. 2 bis 3 Liter sollten es pro Tag »zum Spülen« sein. Das reduziert die Gefahr der häufigsten Nieren- und Harnwegserkrankungen – Steinbildung und Infekte.

1 Reizblase

Bei der Reizblase handelt es sich um einen Sammelbegriff für Funktionsstörungen der Blase, bei denen keine Entzündung als Ursache nachgewiesen werden kann. Am häufigsten sind Frauen zwischen 30 und 50 Jahren betroffen. Typisch sind Schmerzen über der Blase, starker Harndrang, obwohl die Blase nicht voll ist, und sehr häufiges Wasserlassen. Meist lassen die Beschwerden nachts nach, so daß die Patienten nicht nachts zum Wasserlassen aufstehen müssen. Seelische Belastungen, vegetative Störungen und hormonelles Ungleichgewicht (zum Beispiel Östrogenmangel) können bei der Entstehung der Reizblase eine Rolle spielen.

■ Wenn andere Erkrankungen der Blase, wie zum Beispiel Blasenentzündung oder Tumoren, ausgeschlossen wurden, sollte der Frauenarzt untersuchen, ob eine Regulierung des Hormonhaushaltes – etwa durch die Gabe von Östrogenen – notwendig ist. Grundsätzlich sollte man bei Reizblasenbeschwerden jedes Auskühlen vermeiden und die Durchblutung des Unterleibes anregen, zum Beispiel durch regelmäßige Saunabesuche und heiße Bäder mit durchblutungsfördernden und entspannenden Zusätzen (Leukona Kreislaufbad, Leukona Beruhigungsbad).

■ Auch das Erlernen von Entspannungsübungen (Autogenes Training) hilft, die Beschwerden unter Kontrolle zu bringen. In hartnäckigen Fällen ist auch eine Behandlung beim Psychosomatiker oder Psychotherapeuten in Betracht zu ziehen.

Die sehr quälende Symptomatik der Reizblase kann gut durch Extraktpräparate aus Sägepalmenfrüchten (z. B. Prostagutt mono Kapseln oder Remiprostan Kapseln) oder auch aus Kürbiskernen (z. B. Granufink Kürbiskern Kapseln) behandelt werden.

Sehr erleichternd wirkt auch ein Silbersalbenlappen, der auf die Blasengegend aufgelegt wird und maximal 1 Stunde verbleibt (2 Zentimeter Salbenstrang aus Ungt. Argentum met. praep. 0,4% Weleda gleichmäßig dünn auf einen Leinenlappen auftragen; der Lappen kann wiederholt verwendet werden).

Fußbäder mit Lavendel (zum Beispiel als Lavendel-Bademilch Weleda) helfen ebenfalls.

Eine sogenannte vegetative Umstimmung kann durch langzeitige Einnahme von dysto-loges (Tropfen oder Tabletten) erreicht werden.

Besonders bewährt haben sich heiße Heublumenauflagen. Dazu werden Heublumensäckchen (in der Apotheke erhältlich) über Wasserdampf erhitzt und so heiß wie möglich auf Blasen- und Kreuzbeingegend aufgelegt. Die Behandlung sollte über mehrere Tage 4mal täglich durchgeführt werden.

Außerdem: Kauen Sie über den Tag verteilt 1 Handvoll Kürbiskerne (gibt es im Reformhaus) und machen Sie 1mal pro Tag ein warmes Sitzbad mit Eichenrinde oder Ackerschachtelhalm (1 Handvoll in 1 Liter Wasser aufkochen, 15 Minuten ziehen lassen, abseihen und ins Badewasser geben).

2 Blasenschwäche

Unter einer Blasenschwäche (Inkontinenz) versteht man unwillkürlichen und ungewollten Harnabgang. Es gibt verschiedene Formen; sehr häufig ist die sogenannte Streßinkontinenz, bei der Urin beim Husten, Niesen oder beim Heben schwerer Gegenstände abgeht. Fast immer sind Frauen mit einer Schwäche der Beckenbodenmuskulatur betroffen, wie sie zum Beispiel nach Entbindungen oder Operationen entstehen kann. Eine zusätzliche Verschlimmerung kann durch Östrogenmangel nach den Wechseljahren eintreten. Seltener ist die sogenannte Dranginkontinenz, bei der trotz geringer Blasenfüllung ein unbeherrschbarer Harndrang auftritt. In jedem Fall von Blasenschwäche ist eine eingehende Diagnostik beim Urologen notwendig, da sehr viele verschiedene Ursachen in Frage kommen.

■ Die Behandlung richtet sich nach der Ursache. Bei der häufigen Streßinkontinenz ist ein konsequentes Beckenbodentraining erfolgversprechend. Dazu sollte man mehrmals täglich mit aller Kraft Darmausgang und Scheide zusammenziehen, damit sich der Beckenboden strafft. Auch mit der sogenannten Wochenbettgymnastik (entsprechende Bücher gibt es im Buchhandel) kann man den Beckenboden trainieren.

■ Übergewicht sollte möglichst abgebaut werden. Im Sanitätshaus erfolgt eine Beratung über Hilfsmittel, die die Inkontinenz erträglicher machen.

■ In manchen Fällen kann der Arzt Medikamente verschreiben, die die Verschluß- und Entleerungsmuskulatur der Blase beeinflussen. Es gibt auch sehr viele Operationsverfahren für die verschiedenen Formen der Inkontinenz.

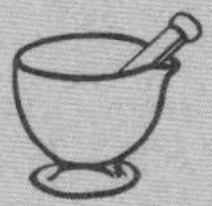

■ Häufige Ursache sind noch unentdeckte Schleimhautentzündungen, die spezifisch behandelt werden müssen.

■ Bei ausschließlicher Muskelschwäche besonders des Auslaßmuskels (Sphinkter) können medikamentös Sulfur D6, 3mal 1 Tablette täglich, oder Causticum Hahnemanni D3, 4mal 1 Tablette täglich, unterstützend helfen.

■ Die wichtigste Therapie besteht in einem aktiven krankengymnastisch angeleiteten Muskeltraining des Beckenbodens.

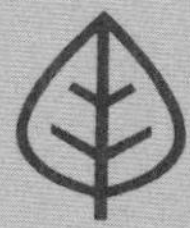

■ Wichtigste und praktischste Therapie: Beckenbodengymnastik. Kurze Anleitung s. Schulmedizin.

■ 3wöchige Teekur: Zu gleichen Teilen werden Eichenrinde, Johanniskraut, Knöterich und Bärentraubenblätter vermischt. 3mal täglich 1 Eßlöffel dieser Mischung mit 250 Milliliter kochendem Wasser überbrühen, 10 Minuten ziehen lassen und abseihen. Die gesamte Menge in kleinen Schlucken trinken.

■ Oder: Regelmäßig Melissen- und Zinnkrauttee trinken.

3 Blasen-/Nierenbeckenentzündung

Ständiger Harndrang auch nachts, Brennen beim Wasserlassen und Entleerung sehr kleiner Urinmengen, die auch rötlich verfärbt sein können oder unangenehm riechen, sind typisch für eine Blasenentzündung. Verursacht wird sie fast immer durch Keime, die aus dem Darm oder der Scheide stammen und über die Harnröhre in die Blase aufsteigen. Bei Frauen geschieht das aufgrund der kurzen Harnröhre häufiger, während bei Männern meist eine vergrößerte Prostata eine Blasenentzündung begünstigt. Wenn die Blasenentzündung nicht behandelt wird, kann über die Harnleiter die Infektion weiter aufsteigen bis ins Nierenbecken. Die Nierenbeckenentzündung ist meist von Fieber und Schmerzen in der Nierengegend begleitet. Nicht selten entsteht eine chronische Blasenentzündung der Frau auch durch einen Östrogenmangel.

■ Einer Blasenentzündung kann man vorbeugen, indem man den Unterkörper warm hält und reichlich trinkt. Auch die richtige Hygiene ist wichtig, damit keine Keime von der Scheide oder vom Darm in die Harnröhre gewischt werden (Toilettenpapier immer von vorne nach hinten benutzen). Auch beim Sexualpartner ist Hygiene wichtig.

■ Jede Blasenentzündung muß ernst genommen und vom Arzt mit einem geeigneten Antibiotikum behandelt werden, da sonst ein ständiges Wiederkehren der Entzündung und eine Ausbreitung ins Nierenbecken droht.

■ Bei häufig wiederkehrenden Blasenentzündungen sollte man täglich 500 mg Vitamin C einnehmen. Der Urin wird dadurch saurer und Keime können sich nicht so gut vermehren.

■ Auch eine Nierenbeckenentzündung muß in jedem Fall unverzüglich ärztlich behandelt werden. Es sollte so viel getrunken werden, daß mindestens 2 Liter Urin am Tag ausgeschieden werden.

■ An erster Stelle stehen Wärme und reichliches Trinken, zum Beispiel von Nieren-Blasen-Tees. Folgende Pflanzen sind dazu besonders zu empfehlen: Bärentraubenblätter, Schachtelhalm, Goldrute, Hauhechelwurzel, Brennesselkraut. Diese als Durchspülungstherapie bezeichnete Maßnahme ist die wichtigste Voraussetzung jeder erfolgversprechenden weiteren medikamentösen Behandlung.

■ Gut wirksam ist Sonnenhutkraut (zum Beispiel Echinacin, bei akuten Beschwerden stündlich 20 Tropfen, zur Erhaltung einige Tage 3mal 20 Tropfen) und Fertigarzneimittel mit Kapuzinerkressenkraut (zum Beispiel Angocin, 3- bis 4mal 1 Dragee täglich).
Bei Blasenentzündung empfiehlt sich Cantharis D3 bis D6, alle 2 Stunden 5 Tropfen in etwas Wasser, eventuell auch im Wechsel mit Capsicum D3 bis D4.

■ Schließlich sollten warme Fußbäder mit Rosmarinblättern (zum Beispiel Rosmarin-Bademilch Weleda) gemacht werden.

■ 4mal täglich 1 Tasse Schachtelhalm-Tee trinken: 3 Teelöffel Schachtelhalm (in Apotheken erhältlich) werden mit 250 Milliliter kochendem Wasser übergossen. Wichtig: Mindestens 15 Minuten ziehen lassen. Ergänzend 1 mal täglich eine Kohlauflage. Dazu Kohlblätter vom Mittelstrunk abtrennen, gut durchwalken, kurz aufkochen und möglichst warm in mehreren Schichten auf den Unterleib auflegen. Mit Mullbinde oder Wolltuch fixieren und möglichst über Nacht wirken lassen.

■ Täglich ein Sitzbad (ca. 39 °C Wassertemperatur) mit einem Absud aus Zinnkraut (dazu Zinnkraut 10 Minuten aufkochen, abseihen und ins Badewasser geben). Wichtig: anschließend ins Bett. Außerdem lindert ein lauwarmes Fußbad mit einem Zusatz aus Holzasche und Kochsalz die nächtlichen Beschwerden.

■ Rohe Äpfel beschleunigen das Abklingen der Entzündung – deshalb so viele wie möglich essen. Zusätzlich mindestens 10 Tassen Lindenblüten-, Bärentrauben- oder Zinnkrauttee täglich trinken.

■ Bei starken Schmerzen helfen heiße Heublumensäcke oder Leinsamenauflagen (Apotheke).

4 Nierensteine

Bei der Entstehung von Harnsteinen spielt eine familiäre Veranlagung ebenso eine Rolle wie Ernährungsgewohnheiten und Stoffwechselerkrankungen. In zwei Drittel aller Fälle von Harnsteinen kann aber keine Ursache gefunden werden. Die Zusammensetzung der Steine ist unterschiedlich. Calciumhaltige Steine (Calciumoxalat, Calciumphosphat) können unter anderem durch eine vermehrte Calciumausscheidung im Urin entstehen (zum Beispiel bei Calciumabbau aus den Knochen bei längerer Bettlägrigkeit). Bei Gichtkranken entstehen bevorzugt Harnsäuresteine, bei chronischen Harnwegsinfekten Phosphatsteine. Die Bestimmung der Steinzusammensetzung ist sehr wichtig für eine gezielte Vorbeugung und Behandlung. Die Beschwerden bei Harnsteinen (Koliken, Fieber) sind abhängig davon, wie groß der Stein ist, ob er an Engstellen (zum Beispiel in den Harnleitern) festsitzt und ob es dadurch zum Harnstau kommt.

■ Bei kleineren Harnsteinen genügt häufig sehr reichliches Trinken und viel Bewegung, um den Stein abgehen zu lassen. Zusätzlich können wassertreibende Tabletten und krampflösende Schmerzmittel notwendig sein.

■ Bei größeren Steinen, die nicht spontan abgehen, ist zur Vermeidung eines Harnstaus mit nachfolgender Nierenschädigung oft eine Entfernung entweder durch Zertrümmerung von außen (Stoßwellenlithotripsie) oder durch verschiedene operative Verfahren notwendig.

■ Nach Analyse der Steinzusammensetzung kann gezielt vorgebeugt werden, zum Beispiel durch Diät (purinarme Diät bei Harnsäuresteinen, calcium- und oxalatarme Diät, bei der Molkereiprodukte, Spinat, Rhabarber und Tomaten eingeschränkt werden, bei Calcium- und Oxalatsteinen) oder durch konsequente antibiotische Behandlung von auslösenden Harnwegsinfekten (Phosphatsteine). Die beste Vorbeugung gegen alle Arten von Steinen ist reichliches Trinken.

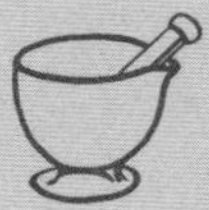

■ Die Ursache liegt oft in einseitigen Ernährungsgewohnheiten und auch zu geringer Trinkmenge. Vorbeugend sind deshalb Nieren-Blasen-Tees zu nennen, vor allem mit Goldrutenkraut, Hauhechelwurzel und Ortosiphonblättern. Die Trinkmenge sollte täglich mindestens 2 Liter betragen.

■ Je nach Steinart muß auf Säuerung oder Alkalisierung des Harns geachtet werden (zum Beispiel Uralyt-U).

■ Bei kleineren Steinen lohnt ein Versuch mit Belladonna D2 bis D3, 5 Tropfen täglich in etwas Wasser über längere Zeit (mehrere Monate), und zusätzlich das Fertigarzneimittel Renodoron, 2mal 2 Tabletten täglich, ebenfalls über lange Zeit.

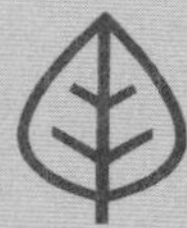

■ Wohlschmeckendstes Hausmittel: Ein Glas Sekt oder Bier, in der warmen Badewanne getrunken, wirkt manchmal Wunder – durch die Kohlensäure in entspannender Wärme wird der Stein vorangetrieben.

■ Einen ähnlichen Effekt hat mild gewürzter Porree, der vor jeder Mahlzeit weichgekocht gegessen wird. Wichtig bei Steinen: Viel trinken – vor allem frisch gepreßten Selleriesaft (hilft auch bei akuten Schmerzen), Meerrettich-, Löwenzahn-, Sauerkraut- oder Johannisbeersaft.

■ Bei akuten Koliken bringen heiße Heublumensäcke (gibt es in Apotheken) schnelle Linderung. Sie werden – nach Absprache mit dem Arzt – auf die betroffene Nierenpartie aufgelegt. Mindestens 30 Minuten wirken lassen, anschließend erneuern.

5 Prostatavergrößerung

Mehr als 50% aller Männer über 50 sind von der gutartigen Vergrößerung der Prostata (Prostataadenom) betroffen. Durch die Vergrößerung der Vorsteherdrüse wird die Harnröhre eingeengt. Die Blase entwickelt daraufhin eine stärkere Wandmuskulatur, um den Auslaßwiderstand zu überwinden. In diesem Stadium treten noch keine Symptome auf. In späteren Stadien kommt es zur Abschwächung des Harnstrahls, einer Verzögerung beim Wasserlassen und dem Gefühl einer unvollständig entleerten Blase. Häufiger, auch nächtlicher Harndrang ist die Folge. Bei länger bestehendem Harnstau kann sich der Urin bis in die Nieren zurückstauen und diese schädigen bis hin zum Nierenversagen. Der Stau begünstigt auch Harnwegsinfekte. In besonderen Situationen (Streß, übermäßiger Alkoholgenuß) kann es jederzeit zum akuten Harnverhalt kommen (Notfall).

■ Im ersten Stadium der Prostatavergrößerung können die Beschwerden durch viel körperliche Bewegung, geregelte Darmtätigkeit, Schutz vor Unterkühlung und Vermeiden von Alkohol gelindert werden. In diesem frühen Stadium kann auch die Einnahme von sitosterinhaltigen Medikamenten (Harzol, Triastonal) helfen. Eine regelmäßige Blasenentleerung ist wichtig.

■ In fortgeschritteneren Stadien ist eine operative Entfernung des vergrößerten Drüsengewebes nötig, um Komplikationen wie Harnwegsinfekten und Nierenschädigung vorzubeugen. Die Operation kann fast immer von der Harnröhre aus erfolgen. Dabei wird das Prostatagewebe meist mit einer elektrischen Schlinge abgetragen.

■ Es gibt auch die Möglichkeit, die Prostata mit dem Laser oder durch Überwärmung (Thermotherapie) zu verkleinern.

Naturheilkundliche Therapien können eine bereits entstandene Vergrößerung nicht rückgängig machen, aber ein weiteres rasches Wachstum eingrenzen und vor allem die Beschwerden lindern.

Hauptmittel sind Kürbissamen, Brennesselwurzel und Sägepalmenfrüchte. Einige bewährte Fertigarzneimittel seien genannt: Bazoton N Kapseln, Prostagutt Kapseln, Prosta Fink forte Kapseln, Urtipret Kapseln.

Aus der Homöopathie stammt folgende Empfehlung: 1 Monat lang 3mal 10 Tropfen Sabal D4, den 2. Monat 3mal 10 Tropfen Conium D4 und im 3. Monat dann 3mal 10 Tropfen Populus D4. Nach einer Pause kann dieses Schema wiederholt werden.

Als Hausmittel hat sich bewährt: Täglich 1 Teelöffel Kürbiskerne essen, 3mal täglich je 1 Tasse Brennesselkraut-Tee (Reformhaus) trinken. Außerdem jeden Morgen Wassertreten (zum Beispiel in der Badewanne).

Bei Beschwerden 2 Monate lang täglich 2 Kapseln Bienenpollen (Apotheke oder Reformhaus) einnehmen.

Oder: Bienenkur. Dafür werden über 1 Monat 2mal täglich je 2 gehäufte Teelöffel Blütenpollen gegessen, kombiniert mit 3mal täglich jeweils 5 Gramm Gelée royale und Propolistropfen (alles im Reformhaus erhältlich).

6 Prostataentzündung

Eine akute Entzündung der Prostata wird meist von Bakterien verursacht und äußert sich in hohem Fieber, sehr starkem Harndrang, aber schwachem Harnstrahl bis zum Harnverhalt, Schmerzen beim Wasserlassen und einem Druckgefühl am Damm. Auch der Darm kann mit schmerzhaften Krämpfen mitreagieren. Die eindeutige Diagnose einer chronischen Prostatitis ist dagegen schwieriger, da nur in 10% der Verdachtsfälle eine bakterielle Infektion nachgewiesen werden kann, während bei mehr als der Hälfte der Patienten eine sogenannte Prostatodynie vorliegt, bei der keine organischen Ursachen für die Beschwerden gefunden werden. Chronische Prostatitis und Prostatodynie verursachen Schmerzen beim Wasserlassen, Blasenkrämpfe, häufigen Harndrang und das Gefühl unvollständiger Blasenentleerung sowie Empfindungsstörungen und Druckgefühl im Bereich des Dammes und der Genitalien.

■ Eine unkomplizierte akute Prostatitis klingt bei Einnahme von geeigneten Antibiotika in der Regel innerhalb von 1 Woche ab. Wegen des starken Krankheitsgefühls ist anfängliche Bettruhe nötig, zusätzlich kann ein mildes Abführmittel (Depuran, Liquidepur) eingenommen werden, um die Schmerzen beim Stuhlgang zu verringern. Ergänzend kann der Arzt entzündungshemmende Medikamente verordnen.

■ Bei der chronischen Prostatitis ist eine erfolgreiche antibiotische Behandlung nur zu erwarten, wenn tatsächlich eine bakterielle Infektion nachweisbar ist. Wenn trotz gründlicher urologischer Untersuchung kein organischer Befund erhoben werden kann, kommen vor allem Medikamente auf pflanzlicher Basis in Frage (Cefabasal, Eviprostat).

■ In manchen Fällen ist auch eine psychotherapeutische Behandlung angezeigt.

■ Die Prostatitis ist viel seltener, als sie diagnostiziert wird. Meistens handelt es sich bei den Beschwerden um den Ausdruck psychosomatischer Störungen, deren Ursache dann abgeklärt werden sollte.

■ Begleitend können Fertigarzneimittel eingesetzt werden, wie sie auf S. 129 genannt werden. Homöopathisch werden Dulcamara D4 oder Pulsatilla D6, jeweils 4mal 5 Tropfen über längere Zeit, und bei schon längerer Zeit bestehenden Beschwerden mit Entleerungsstörungen der Blase Ferrum picrinicum D12, täglich 2mal 10 Tropfen über längere Zeit gegeben.

■ Unterstützend wirkt die mehrfach erwähnte Durchspülungstherapie mit Nieren-Blasen-Tees.

■ Würzen Sie möglichst alle Speisen kräftig mit Paprika – das lindert die Beschwerden beim Wasserlassen.

■ Bei akuten Entzündungen: Kohlauflagen. Dazu Kohlblätter vom Mittelstrunk lösen, durchwalken und in mehreren Schichten auf den schmerzenden Bereich auflegen. Mit einem Tuch fixieren und 2 bis 3 Stunden oder über Nacht wirken lassen.

7

Impotenz

Etwa 2% der 40jährigen und 25% der 65jährigen leiden unter einer mangelnden Erektionsfähigkeit des Penis. Die Entwicklung neuer diagnostischer Verfahren hat dazu geführt, daß eine rein psychische Ursache für die Impotenz nur noch in 15% der Fälle angenommen wird, während beim weitaus größten Teil der Patienten bei gründlicher Untersuchung eine oder mehrere organische Ursachen gefunden werden können. Am häufigsten sind Durchblutungsstörungen des Penis, zum Beispiel bei allgemeiner Arteriosklerose, bei Diabetes oder infolge starken Rauchens. Auch Medikamente, zum Beispiel manche Mittel gegen Bluthochdruck, können sich negativ auf die Potenz auswirken. Seltener sind hormonelle Störungen und Erkrankungen des Nervensystems sowie eine chronische bakterielle Prostatitis verantwortlich zu machen.

- Die Behandlung organisch bedingter Erektionsstörungen sollte beim Andrologen (Urologe mit Spezialisierung auf Männerkrankheiten) oder in einem sexualmedizinischen Zentrum erfolgen.

- Vorsicht bei den meisten angeblich potenzsteigernden Mitteln, die rezeptfrei verkauft werden. Die Wirkung ist oft nicht belegt, es sind zum Teil beträchtliche Nebenwirkungen möglich.

- Heute werden vor allem gefäßerweiternde Mittel (Viagra, Cialis, Levitra; alle rezeptpflichtig) zur Behandlung der körperlich bedingten Impotenz verwendet. Auch hier sind beträchtliche Nebenwirkungen, v. a. auf das Herz, möglich.

- Wenn eine medikamentöse Therapie nicht ausreicht, gibt es verschiedene Operationsverfahren, die die Penisdurchblutung verbessern. Auch die Implantation einer Penisprothese ist möglich.

- Bei seelischen Ursachen sollte eine psychotherapeutische Beratung erfolgen.

Es gibt keine Wundermittel, auch das oft empfohlene Yohimbin und das Potenzholz sind von eher zweifelhafter Wirkung. Wenn organische Ursachen ausgeschlossen wurden, kann ein Versuch mit Acidum phosphoricum D3 oder Lycopodium D6, jeweils 3mal 5 Tropfen täglich, unternommen werden. Hilfreich erwies sich auch Damiana D1, täglich 3mal 5 Tropfen.

Liegt eine mangelhafte Durchblutung als Ursache vor, sollte ein Versuch mit einem standardisierten Ginkgo-biloba-Extrakt (zum Beispiel Tebonin forte Tropfen) durchgeführt werden.

Mittel gegen Impotenz gibt es Tausende, wirksam sind nur wenige. Unter den Hausmitteln haben sich die am besten bewährt, die die Durchblutung anregen. Dazu zählen warme Bäder mit reinen Lavendel- und Rosmarinzusätzen sowie Schenkelgüsse mit warmem Wasser und kalte Unterleibsabwaschungen.

Anregend wirken roter Pfeffer, der als Gewürz verwendet wird, Bourbon-Vanille und Knoblauch (möglichst frisch).

Und: Täglich 1 Glas frischgepreßten Selleriesaft trinken.

8 Frigidität

Es handelt sich um eine Störung der sexuellen Erlebnisfähigkeit bei Frauen mit mangelndem sexuellem Verlangen. Die Ursachen sind vielschichtig und liegen häufig im seelischen und partnerschaftlichen Bereich.
Ein erfülltes Sexualleben wird schon im Kindesalter durch den zärtlichen und unbefangenen Umgang der Eltern miteinander und mit den Kindern angelegt.
Es gibt aber auch eine Reihe körperlicher Ursachen für mangelndes sexuelles Verlangen, so zum Beispiel schwere Allgemeinerkrankungen wie Diabetes oder Schilddrüsenunterfunktion oder Entzündungen im Bereich der Genitalien. Auch Scheidentrockenheit, zum Beispiel im höheren Lebensalter, kann die sexuelle Lust stören. Depressionen, streßbedingte Erschöpfungszustände und Belastungen nach der Geburt eines Kindes sind ebenfalls häufige Ursachen.

■ Wichtig ist die ausreichende Behandlung von Grunderkrankungen. Bei Scheidentrockenheit ist in vielen Fällen die Gabe von Östrogen in Tabletten- oder Pflasterform oder als Vaginalcreme angezeigt. Auch die Verwendung von Gleitmitteln (Gleitgelen Emulsion) ist möglich.

■ Wichtig ist es, vermeidbaren Streß abzubauen und für ausreichende Erholung und Entspannung zu sorgen. Dabei können Entspannungstechniken (Yoga, Autogenes Training) unterstützend wirken.

■ Bei langandauernder Frigidität sollte der Rat eines Psychotherapeuten (es gibt auch spezialisierte Sexualtherapeuten) gesucht werden.

- Es existieren einige Empfehlungen aus der Homöopathie, die sicher einen Versuch lohnen. Damiana D1, 3mal 5 Tropfen, Sepia D4 bis D6, 3mal 5 Tropfen, Agnus castus D3 bis D6, 3- bis 5mal 5 Tropfen, jeweils über längere Zeit genommen.

- Gute Erfolge werden auch von dem Fertigarzneimittel Cantharis Oligoplex berichtet, von dem 3mal 1 Tablette 4 bis 6 Tage lang eingenommen wird. Die Einnahme kann nach Pausen mehrfach wiederholt werden.

- Wenn keine organische Ursache vorliegt (dies muß vom Arzt abgeklärt werden) helfen unter Umständen:

- Akupressur,

- heiße Güsse der Lendenwirbelsäule (2mal täglich),

- heiße Vollbäder mit Melissenzusatz (1 mal täglich),

- morgendliches Wassertreten in kaltem Wasser (zum Beispiel in der Badewanne).

Vorbeugung

Als wichtigste Elemente wurden Wärme und reichliches Trinken (»Durchspülungstherapie«) schon mehrfach genannt. Vor allem die unteren Körperpartien und speziell die Füße sollten immer schön warm sein, eventuell unterstützt durch Fußbäder. Eiskalte Getränke und mangelndes Abtrocknen nach dem Baden in kalten Gewässern fördern die Entwicklung von Krankheiten im Nieren-Blasen-Bereich.

Ungünstig wirkt sich auch die zu geringe Trinkmenge aus – eine weitverbreitete Unsitte vieler moderner Menschen. Pro Tag sollten mindestens 1 1/2 bis 2 Liter getrunken werden.

Gezielte Entspannung kann sexuellen und Blasenfunktionsstörungen vorbeugen. Autogenes Training, unter fachkundiger Anleitung erlernt und regelmäßig ausgeübt, ist besonders bei Erkrankungen des Unterleibes vorbeugend wirksam.

Adressen

Blasenschwäche:
Deutsche Kontinenzgesellschaft,
Friedrich-Ebert-Str. 124, 34119 Kassel,
Tel. 0561/780604
www.gih.de

Nierenkrankheiten:
Deutsche Nierenstiftung, Postfach 3,
69491 Hirschberg, Tel. 06201/599533
www.nierenstiftung.org

Dialyse:
Dialysepatienten Deutschlands,
Weberstr. 2, 55130 Mainz,
Tel. 06131/85152
www.dialysepatienten-deutschlands.de

Kuratorium für Dialyse und Nierentransplantation, Martin-Behaim-Str. 20,
63263 Neu-Isenburg, Tel. 06102/359-254
www.kfh-dialyse.de

Sexualberatung:
Pro Familia, Stresemannallee 3,
60596 Frankfurt, Tel. 069/639002
www.profamilia.de

Frauen-krankheiten

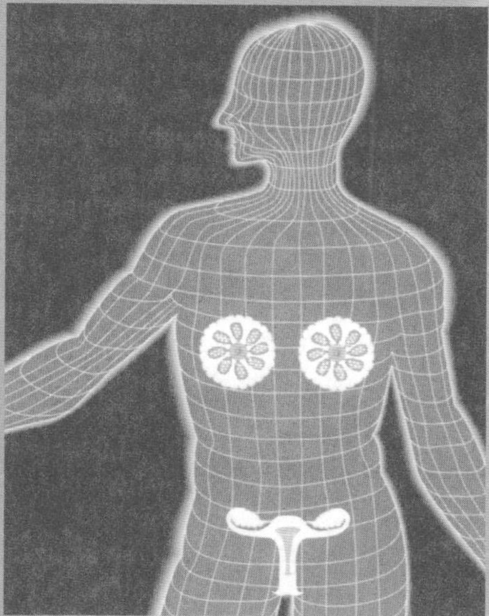

Bei vielen Störungen des weiblichen Zyklus sowie bei sexuellen und Wechseljahrsproblemen ist die Psyche untrennbar mit körperlichen Problemen verbunden. Das hormonelle Gleichgewicht wird besonders leicht durch seelische Probleme und Streß gestört. Oft genügen dann altbewährte Haus- und Naturheilmittel oder gezielte Entspannungstechniken, um die Beschwerden zu bessern. Ein ständig zunehmendes Problem sind hartnäckige Unterleibsinfektionen, vor allem durch Pilze und Trichomonaden. Neben der gezielten Behandlung durch den Frauenarzt gibt es Verhaltensrichtlinien und natürliche Mittel, die diesen lästigen Infekten vorbeugen können. Außerdem wird in diesem Kapitel besonders auf die speziellen Probleme eingegangen, die sich mit den Wechseljahren und dem Älterwerden einstellen.

1 Menstruationsschmerzen

Leichte ziehende Schmerzen bei Beginn der Menstruationsblutung sind nicht ungewöhnlich. Sie spiegeln das Zusammenziehen der Gebärmuttermuskulatur wider, das zur monatlichen Abstoßung der Gebärmutterschleimhaut führt. Ungewöhnlich starke, krampfartige Schmerzen werden als Dysmenorrhö bezeichnet. Oft sind sie von Kopf- und Rückenschmerzen, Übelkeit und Brechreiz begleitet. Eine sorgfältige frauenärztliche Untersuchung ist zur Abklärung organischer Ursachen nötig. So können zum Beispiel Lageanomalien und Mißbildungen der Gebärmutter, Entzündungen und Polypen, Myome (gutartige Muskelgeschwülste) oder eine Endometriose (versprengte Gebärmutterschleimhaut) zugrunde liegen. Auch psychische Ursachen sind besonders bei jungen Mädchen nicht selten.

- Leichte Schmerzen, die nach dem 1. bis 2. Blutungstag von selbst nachlassen, kann man oft mit Wärme (Wärmflasche auf den Bauch) und einem einfachen Schmerzmittel ausreichend behandeln (Ibuprofen, Aspirin, Paracetamol).

- Bei ausgeprägten Regelschmerzen sollte man nicht rauchen, ein kleines Glas Bier oder Wein kann aber die Verkrampfung bessern. Auch Gymnastik wirkt krampflösend. Auf Bauchmuskelübungen sollte man aber verzichten.

- In schwereren Fällen kann der Frauenarzt je nach Ursache der Schmerzen beispielsweise Hormonpräparate (Gestagene oder Östrogen-Gestagen-Gemische) verschreiben. In anderen Fällen sind operative Korrekturen nötig (Lageanomalien, Myome).

- Bei Dysmenorrhö sollte man keine Spirale als Verhütungsmittel benutzen. Besser geeignet ist die Pille, sofern nicht andere Gründe dagegen sprechen.

- Hilfreich ist ein Tee von Gänsefingerkraut (1 Teelöffel auf 1 Tasse heiß aufgießen, 10 Minuten ziehen lassen und dann abseihen), der mehrmals täglich getrunken werden kann.

- Von der Homöopathie werden Ignatia D4, Pulsatilla D4 bis D12 oder Chamomilla D3 bis D6, jeweils 3mal 5 Tropfen täglich, empfohlen.

- Aus der anthroposophischen Medizin stammt Menodoron, das schon einige Tage vor der Regelblutung und weiter bis zum Abklingen der Beschwerden genommen werden sollte, täglich 3mal 15 bis 20 Tropfen.

- Konstitutionell wirksam ist Chamomilla cupro culta D3, das einige Monate lang, täglich 8 Tropfen, eingenommen werden sollte, gut auch in Kombination mit Menodoron.

- Rosmarinbäder lindern die Beschwerden: 30 Gramm Rosmarin mit 250 Milliliter kochendem Wasser überbrühen, 15 Minuten ziehen lassen, abseihen und ins warme Badewasser (ca. 40 °C) geben.

- Bei sehr starken Blutungen 4mal täglich 1 Glas Wasser mit jeweils 2 Teelöffel Apfelessig und Honig trinken. Schafgarbentee (1 Teelöffel pro Tasse) oder eine Mischung aus Minze und Melisse (nicht abends trinken) wirken schmerzlindernd und entspannend.

- Das gilt auch für Heublumenpackungen (Heublumensäckchen – aus der Apotheke – über Wasserdampf erhitzen). Sie werden auf den Bauch aufgelegt und mit einem Tuch fixiert. Über Nacht wirken lassen.

2 Prämenstruelles Syndrom

Bei vielen Frauen tritt in der 2. Zyklushälfte (in den letzten 10 Tagen des Zyklus) eine Vielzahl von Beschwerden auf, die unter der Bezeichnung prämenstruelles Syndrom zusammengefaßt werden. Dazu gehören psychische Veränderungen wie Nervosität, Verstimmung und Depressionen. Die Brüste sind gespannt und schmerzhaft, die Brustwarzen können sehr berührungsempfindlich sein. Zusätzlich treten Kopfschmerzen, Übelkeit und Verstopfung auf. Für diese Symptome scheint ein hormonales Ungleichgewicht mit einer verstärkten Östrogenwirkung verantwortlich zu sein, die zu einer vermehrten Wassereinlagerung im Gewebe führt. In erster Linie sind Frauen über 30 vom prämenstruellen Syndrom betroffen.

- Wegen der verstärkten Wassereinlagerungen sollte man in der 2. Zyklushälfte die Trinkmenge einschränken (etwa 1 1/2 Liter pro Tag) und sich salzarm ernähren.

- Auch eine ausreichende Zufuhr von Vitamin B6 und ungesättigten Fettsäuren, wie sie zum Beispiel in Nachtkerzenöl oder in Fischöl enthalten sind, ist günstig. Eine Kombination von Vitamin B6 und Magnesium, in der 2. Zyklushälfte eingenommen, wirkt gegen prämenstruelle Reizbarkeit und Nervosität. Auch Calcium (täglich 1000 mg) kann helfen.

- In schwereren Fällen ist unter Umständen die Einnahme von Gestagenen in der 2. Zyklushälfte sinnvoll, auch die Einnahme der Pille führt oft zu einer wesentlichen Besserung des prämenstruellen Syndroms.

Hauptmittel sind hier die Keuschlammfrüchte, Vitex agnus castus, die am besten als Fertigarzneimittel angewandt werden (zum Beispiel Agnolyt Tropfen oder Tabletten, Agnucaston Tropfen oder Tabletten, Feminur N Kapseln). Eine wirksame Dosis (s. Beipackzettel) wird über mindestens 3–6 Monate täglich eingenommen.

Hilfreich ist auch das schon erwähnte Menodoron, 3mal 15–20 Tropfen über längere Zeit (6–12 Monate z. B.).

3 bis 4 Tage vor Einsetzen der Menstruation täglich ein 20minütiges Moorbad (Fertigmischungen in Apotheken) nehmen.

Eine bewährte Teemischung besteht aus 20 Gramm Hirtentäschelkraut, 20 Gramm Schafgarbe, 10 Gramm Rosmarin und 10 Gramm Schachtelhalm. 1 Eßlöffel dieser Mischung wird mit 250 Milliliter kochendem Wasser übergossen. 10 Minuten ziehen lassen, abseihen. 8 Tage vor der Menstruation beginnend, täglich 2 Tassen trinken.

Außerdem: 1 Woche vor Beginn der Menstruation ausgiebig in die Sauna gehen.

3 Zyklusunregelmäßigkeiten

Normalerweise sollte die Regelblutung alle 24 bis 32 Tage kommen. Zyklusunregelmäßigkeiten gehen oft mit einer gestörten Eireifung einher. Mögliche Ursachen sind eine gestörte Schilddrüsenfunktion, ein erhöhter Prolaktinspiegel im Blut, Streß, vermehrte Bildung männlicher Hormone und verschiedene Medikamente. Auch Über- oder Untergewicht ist nicht selten die Ursache für Zyklusunregelmäßigkeiten. Um die Ursache der Zyklusstörungen herauszufinden, ist es wichtig, über mehrere Monate die Aufwachtemperatur zu messen, damit festgestellt werden kann, ob überhaupt ein Eisprung stattfindet. Zusätzlich werden verschiedene Hormone im Blut gemessen. Auch die Untersuchung der Gebärmutterschleimhaut nach einer Ausschabung liefert diagnostische Hinweise. Häufig wird aber keine organische Ursache für die Zyklusschwankungen gefunden.

■ Die Stabilität des Zyklus wird von psychischen Faktoren sehr stark beeinflußt. Berufliche und private Überlastung sowie Partnerschaftskonflikte führen nicht selten zu Zyklusstörungen. Diese normalisieren sich von selbst mit Verbesserung der Lebensumstände und erfordern keine Behandlung, sofern nicht das Wohlbefinden durch den unregelmäßigen Zyklus beeinträchtigt ist.

■ Wenn eine hormonelle Störung vorliegt, die behandlungsbedürftig ist, gibt es eine Vielzahl von Hormonpräparaten in unterschiedlicher Zusammensetzung mit Gestagenen und Östrogenen.

■ Zunächst müssen grundsätzlich primär organische Ursachen fachärztlich abgeklärt werden.

■ Wenn solche ausgeschlossen wurden, kann ein Versuch mit Keuschlammfrüchten als Fertigarzneimittel (s. S. 141) unternommen werden. Eine wirksame Dosis (s. Beipackzettel) sollte wenigstens 3–6 Monate täglich eingenommen werden.

■ Erfolge werden auch mit Menodoron erzielt (s. auch S. 141).

■ Bei zu starker Blutung sollte man 4mal täglich 1 Glas Wasser mit 1 Teelöffel Apfelessig und mit Honig gesüßt trinken. Außerdem sollte man ein Leinentuch in Essig tränken und auf den Unterleib auflegen.

■ Bei schmerzhafter Blutung: 1 mal täglich – am besten morgens – 1 Tasse Schafgarbentee trinken. Dazu 3mal pro Woche ein Moorbad nehmen.

■ Bei verzögerter Menstruation empfiehlt sich ein Petersilientrunk: 2 Teelöffel frisch geschnittene Petersilie mit 150 Milliliter kochendem Wasser übergießen, 10 Minuten ziehen lassen, abseihen. Davon 2 Tassen täglich jeweils 3 bis 4 Tage vor dem erwarteten Einsetzen der Menstruation trinken.

■ Bei verfrühter oder verlängerter Menstruation: 2mal täglich 1 Tasse Hirtentäschelkraut-Tee trinken.

4 Gebärmuttersenkung

Eine Gebärmuttersenkung geht mit einer gleichzeitigen Senkung der Scheidenwände und häufig auch mit einer Blasen- und Darmsenkung einher. Ursachen sind anlagebedingte Bindegewebsschwäche und Überlastung des Halteapparates der Gebärmutter und des Beckenbodens, zum Beispiel durch mehrere Geburten, schwere körperliche Arbeit und Übergewicht. Die Beschwerden äußern sich als Druckgefühl nach unten, oft verbunden mit unwillkürlichem Harnabgang beim Husten, Lachen und Niesen, sowie Verstopfung durch die Senkung des Darmes. Durch das Hervortreten von Teilen der Scheidenschleimhaut wird die Entstehung von Scheideninfektionen und Ausfluß begünstigt. In Extremfällen kann es zum totalen Vorfall der Gebärmutter kommen.

■ Wichtig zur Verhinderung einer Senkung ist vorbeugendes Verhalten bei Entbindungen und im Wochenbett, das heißt gezielte, konsequent durchgeführte Wochenbettgymnastik und nicht zu frühe körperliche Belastung nach der Entbindung. Auch Übergewicht sollte vermieden werden.

■ Bei leichten Formen der Senkung kann man durch regelmäßige Beckenbodengymnastik einen Rückgang der Beschwerden erreichen.

■ In schwereren Fällen ist meist eine Operation notwendig, bei der von der Scheide aus oder durch die Bauchdecke die Scheidenwände gerafft werden und meist auch die Gebärmutter entfernt wird.

■ Wenn eine Operation nicht möglich ist, kann ein Scheidenring (Pessar) zur Stütze eingelegt werden, der allerdings regelmäßig vom Frauenarzt kontrolliert werden muß.

- Bei einer mechanisch bedingten Veränderung im Bereich des Beckenbodens und des Aufhängeapparats der Gebärmutter gibt es keine direkte naturheilkundliche Therapie.

- Die dadurch verursachten Beschwerden können durch Cimicifuga D4, Palladum D4 oder Sepia D3 bis D4, jeweils täglich 3mal 5 Tropfen, gelindert werden.

- Keine speziellen Hausmittel. Am wirksamsten hilft ein Spezialtraining zur Stärkung der Beckenbodenmuskulatur (Arzt fragen).

5 Ausfluss · Scheidenentzündung

Die Scheide hat eine wichtige Abwehrfunktion gegenüber dem Eindringen von Fremdkeimen. Diese Abwehrfunktion kann sie nur erfüllen, wenn ein normales Scheidenmilieu besteht, das durch einen sauren pH-Wert und das Vorhandensein sogenannter Döderleinbakterien (Scheidenflora) gekennzeichnet ist. Voraussetzung ist eine normale Eierstockfunktion, die das hormonelle Gleichgewicht garantiert. Störungen des Scheidenmilieus treten beispielsweise bei Einnahme von Antibiotika oder der Pille auf, wenn die Scheide zu trocken ist oder wenn durch übertriebene Reinlichkeit mit Scheidenspülungen oder Intimsprays die Flora zerstört wird. Sobald die Abwehr nicht mehr gewährleistet ist, können sich Infektionen ausbreiten, die meist zu Ausfluß, Brennen und Juckreiz führen. Etwas dünnflüssiger, geruchloser Ausfluß in der Zyklusmitte ohne Beschwerden ist aber nicht krankhaft.

■ Die Behandlung des Ausflusses und einer eventuellen zusätzlichen Scheidenentzündung muß sich nach der Ursache richten. Sehr häufig sind Pilze oder Trichomonaden für eine Infektion verantwortlich, die mit entsprechenden Cremes und Scheidenzäpfchen behandelt werden.

■ Bei immer wiederkehrenden Beschwerden sollte man den Aufbau einer normalen Scheidenflora mit Vaginalzäpfchen unterstützen, die Döderleinbakterien enthalten (Döderlein Med, Vagiflor).

■ Bei der Anwendung von Tampons sollte man diese nicht zu häufig wechseln und eventuell nachts lieber Vorlagen benutzen, da es sonst zu einem Austrocknen der Scheide kommt.

■ Sehr wichtig ist auch die richtige Hygiene beim Waschen (immer von vorne nach hinten), damit keine Darmkeime in die Scheide verschleppt werden.

■ Auch hier ist die fachärztliche Abklärung der Ursache unerläßlich. Naturheilkundlich können Spülungen mit einem Tee aus gleichen Teilen von Majorankraut und Melissenblättern (2 Teelöffel mit 1 Tasse Wasser heiß übergießen und 5 Minuten abgedeckt ziehen lassen, abseihen und abkühlen lassen) helfen, auch in Form von Vaginalzäpfchen (Majorana/Melissa Supp. Weleda).

■ Innerlich Ferrum phosphoricum D6, 3mal 1 Tablette für 8 bis 10 Tage. Bei Ausfluß kann ein Tee von weißen Taubnesselblüten und Frauenmantelkraut, mehrmals täglich 1 Tasse, getrunken oder als Scheidenspülung angewandt werden.

■ Innerlich empfiehlt sich 3mal $^1/_2$ Teelöffel Conchae D6 Pulver. Außerdem kann ein Silbersalbenlappen auf die Blasengegend (siehe unter Reizblase) aufgelegt werden.

■ 2mal täglich den Intimbereich mit dieser Teemischung gründlich waschen: 10 Gramm Kamillenblüten, 10 Gramm Frauenmantelkraut, 10 Gramm weiße Taubnesselblüten und 5 Gramm Salbeiblätter mischen. 2 Eßlöffel der Mischung mit 1 Liter kochendem Wasser übergießen, 10 Minuten ziehen lassen und abseihen. Vor dem Waschen abkühlen lassen.

■ Weniger aufwendig sind Sitzbäder (1- bis 2mal täglich) in lauwarmem Essigwasser. Dazu werden jeweils 2 Eßlöffel Essig mit 1 Liter Wasser verdünnt.

■ Zusätzlich nach jeder Mahlzeit 1 Tasse Angelika-Tee trinken (1 Teelöffel zerkleinerte Angelikawurzel mit 150 Milliliter kaltem Wasser aufsetzen, kochen und 10 Minuten ziehen lassen).

6 Wechseljahrs-beschwerden

Die Wechseljahre (Klimakterium) umfassen etwa den Zeitraum zwischen dem 47. und dem 55. Lebensjahr. Ursache ist die zunehmende Erschöpfung der Eierstockfunktionen, die zunächst zu Zyklusstörungen führt. Etwa ein Drittel der Frauen hat keine Beschwerden in den Wechseljahren, während zwei Drittel leichte bis starke klimakterische Beschwerden haben. Typisch sind Hitzewallungen und Schweißausbrüche, die zum Teil extreme Formen annehmen können, Kopfschmerzen, Herzklopfen, Müdigkeit, Schlafstörungen, Reizbarkeit, Nervosität, Ängstlichkeit und Depressionen. Art und Stärke der klimakterischen Beschwerden werden ganz entscheidend geprägt durch die Einstellung der Frau zu den Veränderungen in den Wechseljahren. Häufig kommt es durch die Neudefinition der Rolle als Frau zu Konflikten in Familie und Partnerschaft sowie zu sexuellen Problemen.

■ In den ersten Jahren des Klimakteriums steht im Vordergrund die Behandlung der Zyklusstörungen und Hitzewallungen sowie der depressiven Verstimmtheit.

■ In der Hormontherapie kommen reine Östrogen- oder Kombinationspräparate mit Gestagenen zum Einsatz. Sie können auch als Wirkstoffpflaster angewendet werden. Diese Mittel dienen nicht der Empfängnisverhütung, so daß eine zusätzliche Verhütung (Spirale, Kondome) nötig ist, obwohl die Wahrscheinlichkeit einer Empfängnis sehr gering ist.

■ Viele Frauen beginnen in dieser schwierigen Lebensphase mit der Einnahme von Schlaf- oder Beruhigungsmitteln; diese sollten wegen ihres Suchtpotentials jedoch nur in Ausnahmefällen für sehr kurze Zeit eingenommen werden. Sinnvoller sind Gespräche mit Freundin, Partner oder Haus- bzw. Frauenarzt, Sport und Autogenes Training zur Bewältigung der Probleme.

- Hauptmittel ist hier der Traubensilberkerzen-Wurzelstock, Cimicifuga rhacemosa, am besten als Fertigarzneimittel (zum Beispiel Remifemin Tabletten oder Tropfen, Klimadynon Tabletten oder Tropfen) über längere Zeit (Dosierung s. Beipackzettel).

- Homöopathisch hilft Sepia D4 bis D6, 3mal 5 Tropfen täglich, auch Pulsatilla D4 oder Lachesis D6.

- Sehr bewährt haben sich subcutane Injektionen von Ovarium D3, zu Beginn 3mal wöchentlich, später 1 bis 2 Injektionen pro Woche.

- Bei begleitender depressiver Stimmungslage ist eine Kombination von Traubensilberkerze mit Johanniskraut (z. B. Remifemin plus Dragees) sehr zu empfehlen.

- Die wirksamste Teemischung: Je 20 Gramm Melissenblätter und Johanniskraut und je 10 Gramm Salbeiblätter und Lavendelblüten sowie 5 Gramm Baldrianwurzeln mischen. 1 Eßlöffel davon mit 250 Milliliter kochendem Wasser übergießen, 5 bis 10 Minuten ziehen lassen und abseihen. 2 bis 3 Wochen täglich 2 bis 3 Tassen trinken, bei Bedarf wiederholen.

- Zusätzlich 2mal wöchentlich ein warmes Vollbad mit Fichtennadelzusatz, Lavendel, Melisse oder Rosmarin.

7 Probleme nach den Wechseljahren

Wenn die Wechseljahre vorüber sind, stehen Probleme im Vordergrund, die mit dem schnellen Altern nach dem Wegfall der Östrogenproduktion der Eierstöcke zusammenhängen. Das Risiko, einen Herzinfarkt oder Schlaganfall zu erleiden, steigt nach den Wechseljahren deutlich an. Etwa die Hälfte der Frauen entwickelt eine deutliche Osteoporose, die zu chronischen Wirbelsäulen- und Knochenschmerzen und vermehrten Knochenbrüchen führen kann. Haut und Schleimhäute werden schlechter durchblutet und deutlich trockener, so daß Juckreiz und Entzündungen der Scheide und Probleme beim Geschlechtsverkehr auftreten. Auch Trockenheit der Mundschleimhaut und Augen ist möglich.

- Eine jahrelange Einnahme von Hormonpräparaten wird heute nicht mehr empfohlen, da dann u. a. ein erhöhtes Brustkrebs- und Herzinfarktrisiko besteht. Eine Alternative können pflanzliche Mittel sein, die sogenannte Phytoöstrogene enthalten (Extrakte aus Soja, Rotklee, Trauben- und Silberkerze).

- Die Scheidentrockenheit kann durch östrogenhaltige Scheidencremes gebessert werden, eventuell können auch Gleitmittel beim Geschlechtsverkehr benutzt werden (Gleitgelen Emulsion).

- Gegen Augentrockenheit hilft Benetzen mit künstlicher Tränenflüssigkeit (Isopto-Naturale, Siccaprotect – Augenarzt fragen). Reichliches Trinken (2 bis 3 Liter pro Tag) beugt altersbedingten Austrocknungserscheinungen vor.

- Als typische Probleme nach den Wechseljahren sind Verstimmungen des Gemüts und Osteoporose (siehe Seite 100/101) zu sehen. Auch hier gelten obige Empfehlungen, besonders die genannten Johanniskrautpräparate wie auch Sepia D4 bis D6, 3mal 5 Tropfen täglich über längere Zeit.

- Aktive künstlerische Tätigkeiten unter Anleitung erfahrener Therapeuten (»künstlerische Therapien«) sind besonders zu empfehlen.

- Vitaminreiche Ernährung bevorzugen (vor allem auf Vitamin E achten – den Arzt fragen) und für viel Bewegung (am besten Schwimmen und Radfahren) sorgen.

Vorbeugung

Ähnlich wie bei den Krankheiten von Nieren und Blase ist auch hier die gute Durchwärmung des gesamten Unterleibsbereichs einschließlich der Beine und Füße an erster Stelle zu nennen. Die moderne Unsitte, besonders knappe Unterwäsche zu tragen (womöglich noch aus synthetischen Fasern), führt gerade bei jüngeren Frauen häufig zu Unterleibsbeschwerden. Regelmäßige Fuß- und Sitzbäder, zum Beispiel mit Rosmarin- oder Johanniskrautöl sind vorbeugend wirksam.

Auch muß auf eine gute Hygiene und Sauberkeit geachtet werden. Aber hier ist Vorsicht geboten, denn nicht selten ist übertriebene Hygiene (mehrmals tägliches Waschen mit Seife, Verwendung von Intimsprays auch in der Scheide) Ursache von Ausfluß und immer wiederkehrenden Pilzinfektionen der Scheide, da sie die natürliche Scheidenflora schädigt.

Auch ein Austrocknen der Scheide, zum Beispiel durch zu häufigen Tamponwechsel während der Menstruation, sollte vermieden werden.

Eine kohlenhydrat- und zuckerarme Ernährung entzieht Scheidenpilzen den Nährboden.

Adressen

Allgemein:
Arbeitskreis Frauengesundheit,
Knochenhauerstr. 20/25, 28195 Bremen,
Tel. 0421/4349340
www.akf-info.de

Krebs:
Frauenselbsthilfe nach Krebs,
B6, 10/11, 68159 Mannheim,
Tel. 0621/24434
www.frauenselbsthilfe.de

Endometriose:
Endometriose-Vereinigung Deutschland,
Bernhard-Göring-Str. 152, 04277 Leipzig,
Tel. 0341/3065304
www.endometriose-vereinigung.de

Wechseljahre:
www.menopausengesellschaft.ch

Nerven · Psyche

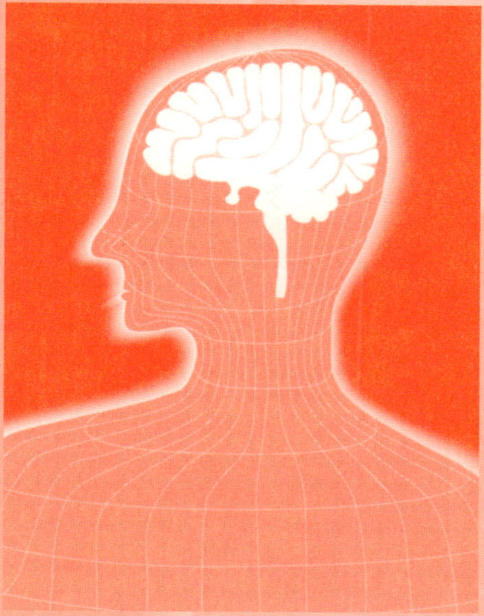

50 bis 100 Milliarden Hirnzellen, Millionen von Nervenzellen und kilometerlange Leitungsbahnen, über die Informationen mit einer Geschwindigkeit bis zu 130 Metern pro Sekunde transportiert werden – das ist die Grundlage für unser Denken und Fühlen. Aufgrund des komplizierten Aufbaus des Nervensystems ist es oft schwierig, Erkrankungen der Nerven auf die Spur zu kommen. Ähnlich sieht es bei den psychischen Erkrankungen aus. Über sie wird nur ungern gesprochen, viele Betroffene werden ausgegrenzt oder abqualifiziert. Zu Unrecht. Denn viele Erkrankungen der Psyche können gut behandelt werden, manchmal reichen auch schon einfache Mittel.

1 Schlafstörung

Die häufigste Schlafstörung ist Schlaflosigkeit, die sich als Einschlaf- oder Durchschlafstörung oder als zu frühes Aufwachen äußern kann. Bei jüngeren Menschen tritt Schlaflosigkeit meist vorübergehend im Zusammenhang mit Problemen und Belastungen in Beruf und Familie auf. Dagegen klagt die Hälfte aller über 65jährigen über chronische Schlaflosigkeit. Dabei wird der Schlafbedarf häufig überschätzt. Bei älteren Menschen können 4 bis 5 Stunden Nachtschlaf ausreichend sein. Wenn nicht tagsüber die Leistungsfähigkeit durch ständige Müdigkeit beeinträchtigt ist, liegt keine behandlungsbedürftige Schlafstörung vor. Seltenere Schlafstörungen sind Einschlafprobleme durch sogenannte unruhige Beine und unbewußte Störung des Schlafes durch häufige kurze Atemstillstände während der Nacht (Schlaf-Apnoe-Syndrom), speziell bei Schnarchern, die zu extremer Müdigkeit am Tage führt.

■ Viele Menschen, die unter Schlafstörungen leiden, haben beim Zu-Bett-Gehen Gewohnheiten, die einen ungestörten Schlaf unmöglich machen. Lärm, Licht (auch beleuchtete Uhren), Fernsehen im Bett, üppige Mahlzeiten und körperliche Anstrengungen können das Einschlafen erschweren. Alkohol vor dem Schlafengehen erleichtert zwar das Einschlafen, kann aber zu Durchschlafschwierigkeiten führen. Auch Koffein und Nikotin sowie einige Medikamente wirken anregend.

■ Vor dem Schlafengehen sollte eine Entspannungsphase eingehalten werden, in der beruhigende Musik, entspannende Lektüre, ein Spaziergang oder ein warmes Bad die Schlafbereitschaft fördern.

■ Der Einsatz von Schlafmitteln ist nur in Ausnahmesituationen für höchstens 2 bis 3 Wochen gerechtfertigt, da diese Mittel süchtig machen und beim Absetzen zu noch schlimmerer Schlaflosigkeit führen können.

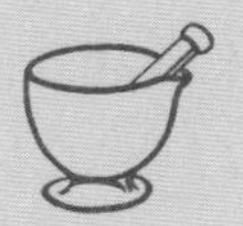

- Dem gesunden Schlaf liegt ein innerer Grundrhythmus zugrunde (»innere Uhr«), der durch synthetische Schlafmittel tiefgreifend gestört wird. Deshalb sind gerade Schlafstörungen ein wichtiges Anwendungsgebiet für Naturheilmittel.

- Das Einschlafen wird vor allem durch pflanzliche Beruhigungs- und Entspannungsmittel gefördert; insbesondere sind Baldrian, Hopfen, Hafer, Passionsblume und Melisse zu nennen. Eine besonders günstige Kombination sind Hopfenzapfen und Baldrianwurzel (zum Beispiel Selon Dragees, Plantival novo Dragees) oder von Baldrianwurzel und Johanniskraut (z. B. Psychotonin-sed. Kapseln).

- Ist man müde, aber die Gedanken sind hellwach, hilft Phosphor D30, 1- bis 2mal 20 Tropfen vor dem Schlafengehen. Wacht man zwischen Mitternacht und frühem Morgen auf, nehme man Magnesit D4 oder Arsenicum album D12, jeweils abends 5 bis 10 Tropfen.

- Bei Albträumen empfiehlt sich Hyoscyamus D3 bis D6, abends 5 Tropfen. Bei unruhigen Beinen (»restless legs«) Zincum valerianicum D3, 2mal 1 Tablette vor dem Schlafengehen.

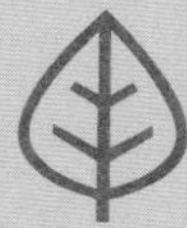

- Die wirksamsten Hausmittel im Überblick: Nehmen Sie vor dem Schlafengehen ein warmes Bad (nicht über 40 °C) mit Melissen- oder Lavendelzusätzen (gibt es in der Apotheke).

- Legen Sie ein kleines Lavendelkissen ans Kopfende des Bettes. Dazu wird ein kleines Leinensäckchen mit getrockneten Lavendelblüten gefüllt und verschlossen. Den Inhalt wöchentlich erneuern.

- Trinken Sie vor dem Zubettgehen ein Glas Holunderbeersaft.

- Bewährt hat sich auch Mandelmilch. Dazu wird 1 Eßlöffel fein geraspelte Mandeln in 1 großes Glas Milch verrührt. In kleinen Schlucken trinken.

- Direkt vor dem Schlafengehen ein Lindenblütenbad. Dazu 2 Handvoll Lindenblüten in 1 Liter Wasser kurz aufkochen, 10 Minuten ziehen lassen, abseihen und ins warme (ca. 40 °C) Badewasser geben. 10 Minuten baden, dann kräftig abfrottieren.

2 Nervosität

Der Begriff Nervosität bezeichnet einen Zustand reizbarer Überempfindlichkeit und gesteigerter Ermüdbarkeit in Kombination mit Unruhe und Überaktivität. Häufig fehlt gleichzeitig die Fähigkeit, sich ausreichend lange auf eine Tätigkeit zu konzentrieren. In den meisten Fällen liegt keine organische Ursache zugrunde, vielmehr handelt es sich um eine Reaktion auf objektiv gegebene oder subjektiv empfundene Überlastung. Häufig treten sogenannte funktionelle körperliche Beschwerden hinzu, zum Beispiel Schwindel, Schweißausbrüche, Kopf- und Magenschmerzen oder Herzklopfen. Dennoch sollte bei auffälliger Nervosität ohne erkennbaren Grund auch an organische Grunderkrankungen gedacht werden. In erster Linie kommen eine Schilddrüsenüberfunktion und, speziell wenn auch Vergeßlichkeit und Konzentrationsstörungen vorliegen, eine mangelhafte Hirndurchblutung in Frage.

- Organische Grunderkrankungen wie Schilddrüsenüberfunktion und arteriosklerotische Hirnfunktionsstörungen müssen vom Arzt gezielt behandelt werden (siehe auch Kapitel Durchblutungsstörungen, Seite 78/79). Nervöse Störungen als Folge von chronischer Überlastung müssen nach Möglichkeit durch Reduzierung der Anforderungen ursächlich angegangen werden. In manchen Fällen, in denen Versagensängste zum Gefühl subjektiver Überforderung und zu körperlichen Begleitsymptomen führen, ist Unterstützung durch einen Arzt mit der Zusatzbezeichnung Psychotherapie nötig.

- Auch ein Kurs in Entspannungstechniken (Yoga, Autogenes Training) oder in Arbeitsorganisation kann helfen, die Probleme besser zu bewältigen.

- Die Einnahme von Beruhigungsmitteln löst keine Probleme, sondern kann durch die Entstehung einer Sucht neue schaffen. Sie sollten nur in zeitlich begrenzten Ausnahmesituationen eingenommen werden.

■ Bei starker vegetativer Symptomatik (»vegetative Dystonie«) mit Zittern der Hände, Schwitzen, Durchfällen und Unruhe hat sich das Kombinationsmittel dysto-loges sehr bewährt, z. B. 3- bis 4mal täglich 1–2 Tabletten bzw. 10–20 Tropfen. Unterstützend wirkt Wolfstrappkraut, z. B. Thyreogutt Tropfen oder Tabletten, thyreo-loges N Tabletten. Als Beruhigungsmittel am Tage, aber auch zur Nacht können wieder Baldrian, Hopfen, Melisse und andere genannt werden. Eine gute Kombination ist auch Baldrian und Johanniskraut, zum Beispiel als Sedariston Konzentrat Kapseln.

■ Beruhigungsvollbäder mit Lavendelblüten oder Hopfenzapfen (vor der Nacht) sind hilfreich: Man kocht für ein Vollbad ca. 1 Liter Tee oder verwendet Fertigprodukte (zum Beispiel Lavendel-Bademilch Weleda). Bei geistiger und körperlicher Ermüdung hilft Mateblätter-Tee.

■ Nervosität: Kauen Sie zwischen den Mahlzeiten jeweils eine Handvoll süße Mandeln. Zusätzlich 2mal wöchentlich ein warmes Fichtennadelbad nehmen. Beruhigend wirken außerdem Tees aus Baldrianwurzel, Lavendelblüten und Weißdornblüten.

■ Oder übergießen Sie 2 Eßlöffel Borretschblüten mit 250 Milliliter heißer Milch. 5 Minuten ziehen lassen, dann schluckweise vor dem Schlafengehen trinken.

■ Für Kinder: 3mal täglich je 1 Tasse Kamillen-Lindenblüten-Tee (Mischung 1:1), der mit Honig stark gesüßt wird.

■ Konzentrationsstörungen: Langzeitkur mit Weißdornsaft. 6 Wochen lang 3mal täglich 15 Tropfen Weißdornsaft (aus der Apotheke oder dem Reformhaus) mit Honig und einem Glas Wasser vermischt trinken.

3 Depressionen

Traurige und bedrückte Stimmung als Reaktion auf Krisen und Verlusterlebnisse gehört zu den normalen menschlichen Reaktionsweisen und sollte nicht unterdrückt werden. Die Übergänge zu einer behandlungsbedürftigen Depression sind allerdings fließend. Neben den reaktiven Depressionen, deren Auslöser nachvollziehbar ist, gibt es endogene Depressionen, die »von innen« kommen und zu den psychiatrischen Erkrankungen zählen. Diese können auch in Phasen von abwechselnd gedrückter und gehobener Stimmung verlaufen (manisch-depressive Psychose). Nicht selten verbirgt sich auch hinter körperlichen Symptomen wie Kopf- und Rückenschmerzen sowie Herzbeschwerden eine Depression (sogenannte larvierte Depression). Typisch für eine Depression sind neben der gedrückten Stimmung Antriebslosigkeit, Abkapselung von der Umgebung, ein Gefühl der Leere und Sinnlosigkeit sowie Minderwertigkeitsgefühle.

■ Häufig kann der Antrieb, ärztliche Hilfe zur Behandlung der Depression zu suchen, nicht von den Patienten selber kommen. Körperliche Vernachlässigung und Rückzug von Freunden und Familie sowie angedeutete Selbstmordvorhaben sollten von der Umgebung ernst genommen werden und dazu führen, den Patienten von der Notwendigkeit einer Behandlung zu überzeugen. Erste Anlaufstelle kann der Hausarzt oder eine Konfliktberatungsstelle (siehe Adressenteil Seite 168) sein.

■ Es gibt verschiedene psychotherapeutische Ansätze, die auf Krisenintervention oder Hilfe bei der Bewältigung von Konflikten sowie auf Antriebssteigerung abzielen.

■ In Fällen von endogener Depression müssen häufig spezifisch wirksame Antidepressiva eingesetzt werden. Sie machen im Gegensatz zu manchen Beruhigungsmitteln nicht süchtig.

■ Leichtere, nicht endogene Formen sprechen sehr gut auf Johanniskrautpräparate an. Zu nennen sind hier vor allem standardisierte Fertigarzneimittel wie z.B. Jarsin, Laif und Neuroplant Tabletten, die in unterschiedlichen Dosierungen entsprechend der Schwere der Symptomatik angeboten werden. Zu beachten ist, daß die volle Wirkung erst nach einigen Wochen eintreten kann. Deshalb sollte man nicht vorschnell aufgeben.

■ Bei hellhäutigen, blonden Menschen kann es zur Lichtempfindlichkeit durch das im Johanniskraut enthaltene Hypericin kommen, sie müssen sich vor zu starkem, direktem Sonnenlicht unbedingt schützen.

■ Ein Hauptmittel der anthroposophischen Medizin ist Gold in potenzierter Form (Aurum met. praep.), das unter Berücksichtigung der jeweiligen Persönlichkeit und Symptomatik vom Arzt verschrieben werden sollte.

■ Hilfreich sind auch künstlerische Therapien wie Musiktherapie, Malen, plastische Gestaltung, Sprachtherapie und Heileurhythmie.

■ Depressionen müssen vom Arzt behandelt werden. Unterstützend und in leichten Fällen hilft Baldrianwurzel-Tee. Dazu 1 Teelöffel Baldrianwurzel mit 1 Teelöffel Basilikum vermischen und mit 100 Milliliter kochendem Wasser aufbrühen. 15 Minuten ziehen lassen, abseihen und in kleinen Schlucken trinken.

■ Alternativ eignen sich auch Johanniskraut-, Melissen- oder Lindenblüten-Tee. Außerdem: 2mal wöchentlich Bäder mit konzentrierten Lavendel- oder Fichtennadelzusätzen (gibt es in der Apotheke).

4

Eßstörungen

Die häufigste Eßstörung in den industrialisierten Ländern ist mit Sicherheit die chronische Überernährung. Ab etwa 20% Übergewicht handelt es sich nicht mehr nur um ein kosmetisches, sondern auch um ein medizinisches Problem, da Krankheiten wie Bluthochdruck, Diabetes, Gicht, Herzinfarkt, Fettstoffwechselstörungen, Arthrose und bestimmte Formen der Krebskrankheit (Manifestationen) bei Übergewichtigen gehäuft auftreten. Wesentlich seltener sind Eßstörungen wie die Magersucht beziehungsweise Eß-Brech-Sucht (Bulimie). Diese seelisch bedingten Störungen betreffen in erster Linie junge Frauen und Mädchen. Das beherrschende Ziel bei diesen Patientinnen ist das Erreichen eines niedrigen Körpergewichts, wobei es oft zu einer Störung der Körperwahrnehmung kommt, das heißt, diese Frauen empfinden sich als zu dick, obwohl sie extrem abgemagert sind. Exzessives Hungern beziehungsweise unmäßiges Essen mit anschließendem Erbrechen sind kombiniert mit dem Mißbrauch von Abführmitteln.

■ Bei Übergewicht ist die konsequente Einhaltung einer kalorienreduzierten ausgewogenen Mischkost mit 1000 bis 1500 Kalorien die erfolgversprechendste Methode für eine dauerhafte Gewichtsreduktion. Von allen einseitigen Diäten sowie totalem Fasten ist abzuraten.

■ Dagegen kann die Abmagerung bei Magersucht-Patientinnen lebensbedrohliche Formen annehmen. Es kommt zu Proteinmangel, Abwehrschwäche und zu Verschiebungen der Blutsalzkonzentrationen. Die Folge können Herzrhythmusstörungen und Kreislaufkollaps sein.

■ Eine ärztliche Behandlung ist daher unbedingt erforderlich, die zunächst eventuell vorhandene lebensbedrohliche Störungen beseitigt. Die weitere Behandlung mit Hilfe von Hausarzt und Psychotherapie, die auch die Familie mit einschließt, ist oft sehr langwierig und weist in vielen Fällen nur geringe Erfolge auf.

- Die wichtigsten Eßstörungen, die Magersucht (Anorexie) und die Bulimie, gehören grundsätzlich und primär in fachärztliche und psychotherapeutische Behandlung (»Psychosomatik«). Eine kausale naturheilkundliche Therapie existiert nicht.

- Appetitfördernd können Bittermittel sein, zum Beispiel Wermut-Tee oder Enzianwurzel als Tropfen (Gentiana D3 bis D6, vor den Mahlzeiten jeweils 5 bis 8 Tropfen in etwas Wasser).

- Grundsätzlich gehören Magersüchtige in ärztliche Behandlung. Unterstützend wirken appetitanregende Tees – so oft wie möglich trinken. Dazu zählen Wermut, Enzianwurzel und Tausendgüldenkraut.

- Außerdem: Täglich 5 Minuten Wassertreten oder täglich Wechselbäder und Wechselduschen nehmen.

5 Tablettensucht

Die Medikamentenabhängigkeit ist die zweithäufigste Sucht nach dem Alkoholismus. Zahlenmäßig die größte Rolle spielt dabei die Abhängigkeit von Beruhigungsmitteln, vor allem von Benzodiazepinen. Andere Medikamente mit Suchtpotential sind stark wirksame verschreibungspflichtige Schmerzmittel, aber auch rezeptfrei erhältliche Schmerztabletten, wie sie in großem Umfang bei Kopfschmerzen und Migräne eingesetzt werden. Seelische und körperliche Abhängigkeit kann sich auch beim Langzeitgebrauch von Abführmitteln, Nasentropfen, Schlafmitteln, Appetitzüglern und bestimmten Hustenmitteln entwickeln. Nicht zu unterschätzen ist auch der zum Teil beträchtliche Alkoholgehalt in flüssigen Arzneimitteln.

■ Langzeitgebrauch der genannten Arzneimittel kann bei jedem Menschen zur Abhängigkeit führen. Die beste Vorbeugung der Sucht besteht darin, die Notwendigkeit des Einsatzes solcher Medikamente kritisch zu hinterfragen und die Anwendung von vornherein zeitlich zu begrenzen.

■ Treten typische Suchtverhaltensweisen auf (Vorratsbeschaffung über verschiedene Ärzte und Apotheken, Verheimlichen der geschluckten Mengen) beziehungsweise treten beim Reduzieren oder Absetzen der Arzneimittel Entzugssymptome auf (Nervosität, Schlaflosigkeit, Verstimmung, Kopfschmerzen, Verstopfung, Zittern, Herzrasen), sollte der Hausarzt ins Vertrauen gezogen oder eine Suchtberatungsstelle aufgesucht werden.

■ Auch hier sollte primär eine nervenfachärztliche Betreuung stattfinden. Medikamentös zum Entzug und zur Entwöhnung hilft einerseits eine allmähliche Umstellung auf pflanzliche Mittel anstelle der Psychopharmaka, spezifischer wirkt das natürliche Mineral Minium (Bleioxid), das in potenzierter Form D3, 3mal täglich $^1/_2$ Teelöffel, eingenommen wird.

■ Große Hilfe kann auch in künstlerischen Therapien wie Musik- oder Maltherapie gefunden werden.

■ Hausmittel sind nicht angezeigt, diese Erkrankung gehört grundsätzlich in ärztliche Betreuung.

6 Neuralgien

Unter einer Neuralgie versteht man Schmerzattacken im Ausbreitungsgebiet eines bestimmten Nervs. Die Nervenschmerzen können beispielsweise im Anschluß an eine Virusinfektion auftreten. Dazu gehört die sogenannte Zosterneuralgie bei Gürtelrose (Herpes zoster, Seite 52/53) und manchmal auch die Neuralgie der Gesichtsnerven (Trigeminusneuralgie) nach Erkältungskrankheiten. Eine weitere mögliche Ursache ist die Kompression von Nerven, zum Beispiel bei Abnutzungserscheinungen der Wirbelsäule (Interkostalneuralgie im Bereich des Brustkorbes). Häufig treten die Neuralgien aber auch ohne jeden erkennbaren Anlaß auf.

■ Eine zufriedenstellende Behandlung der Neuralgien ist oft schwierig. Bei Nervenschmerzen im Gesicht und am Kopf sollte sehr sorgfältig nach auslösenden Ursachen gesucht werden, um nach Möglichkeit ursächlich behandeln zu können. Dies schließt eine Untersuchung beim Zahnarzt, Augenarzt, Nervenarzt, Hals-Nasen-Ohren-Arzt und beim Orthopäden ein.

■ Rezeptfrei erhältliche Schmerzmittel sind nur selten ausreichend für die Behandlung der sehr starken Schmerzen. Aber auch mit starken verschreibungspflichtigen Arzneimitteln ist der Erfolg oft begrenzt.

■ Bei chronischen Nervenschmerzen lohnt sich nach Rücksprache mit dem Arzt ein Therapieversuch mit B-Vitaminen (milneuron NA, Neurobion N) und Alpha-Liponsäure (Alpha-Lipon STADA, Alpha-Lipogamma).

■ Das Hauptmittel bei Nervenschmerzen aller Art ist die potenzierte Form des Eisenhuts, Aconitum napellus. Die Anwendung umfaßt Potenzen von D3 bis D30, bei akuten Formen eher die tieferen Potenzen, bei chronifizierten Formen die hohen. Hier ist eine ärztliche Verordnung unverzichtbar.

■ Ein vorzügliches Kombinationsarzneimittel, auch zur Selbstmedikation geeignet, ist Aconitum compositum Globuli Wala. Man nimmt bei akuten Schmerzen stündlich 10 Kügelchen, die man im Munde zergehen läßt.

■ Äußerlich kann Aconit-Nervenöl Wala auf die schmerzenden Partien aufgetragen werden (Aconitum-Öl-Behandlungen jedoch nicht länger als 14 Tage hintereinander durchführen!). Weitere Mittel sind Capsicum D4 oder Spigelia D3 bis D6, jeweils alle 2 Stunden 5 Tropfen.

■ Wichtig ist auch die lokale Wärmeanwendung mit Heublumen, Fango oder Turbatherm, einer Torfzubereitung. Bei besonderer Wetterfühligkeit bewährt sich auch das Präparat Solum uliginosum comp. (Wala), entweder als Kügelchen (Globuli) alle 2 Stunden 8 Stück oder äußerlich als Öl aufgetragen.

■ Auch die Akupunktur und die Neuraltherapie als eine Domäne der Neuralgietherapie sollen erwähnt werden.

■ Kartoffelauflage: 5 bis 6 große Kartoffeln kochen, anschließend zerstampfen, in ein Tuch wickeln und auf die schmerzenden Stellen auflegen. Vorher Temperatur prüfen – die Packung muß handwarm, darf aber nicht heiß sein. Bis zum völligen Erkalten liegen lassen.

■ Wirksam sind auch Einreibungen mit Melissengeist, Fenchelöl, Pfefferminzöl oder Aconit-Nervenöl, Essigwasser-Waschungen (Mischungsverhältnis Essig – Wasser 1:10) und Umschläge mit Huflattichblättern. Dazu frische Huflattichblätter zerstampfen und in mehreren Schichten auf die schmerzenden Stellen auflegen. 45 Minuten wirken lassen, mehrmals täglich wiederholen.

7 Ischialgie · Hexenschuß

Bei beiden Erkrankungen handelt es sich um sogenannte Wurzelkompressionssyndrome, das heißt, Nervenwurzeln werden durch degenerative Veränderungen oder Fehlhaltung der Wirbelsäule an der Austrittsstelle aus dem Rückenmark zusammengedrückt. Typische Symptome sind ein heftig einschießender Schmerz, der beim Hexenschuß im Bereich der Lendenwirbelsäule sitzt, bei Ischialgie vom Gesäß häufig über die Außenseite des Oberschenkels bis zum Fuß ausstrahlen kann, und eine akute Bewegungshemmung durch Schmerz und Muskelverspannung. In schweren Fällen können Lähmungserscheinungen und Empfindungsstörungen (pelziges Gefühl an der Haut) hinzukommen. Dann ist sofortige ärztliche Behandlung nötig, um eine dauerhafte Nervenschädigung zu verhindern.

■ Wenn die Schmerzen erträglich sind und keine Lähmungserscheinungen und Sensibilitätsstörungen vorliegen, kann zunächst eine Behandlung mit leichten Schmerzmitteln und Wärme versucht werden. Wichtig ist die Anwendung von Wärme, um die schmerzhafte Muskelverspannung zu lösen. Neben gebrauchsfertigen Wärmepackungen aus der Apotheke (Fangotherm, Cold-Hot-Pack) können heiße Bäder mit durchblutungsfördernden und muskelentspannenden Zusätzen helfen (Rheubalmin Bad, Leukona Aktiv Rheumabad).

■ Bei Ischialgie ist auch die Lagerung zur Schmerzbekämpfung wichtig (in Rückenlage beide Beine angewinkelt auf einen Hocker oder ein dickes Polster legen). Die beste Vorbeugung gegen das Auftreten von Hexenschuß und Ischias ist ein ausreichendes Training der Rücken- und Bauchmuskulatur (eventuell Erlernen geeigneter Übungen bei einer Krankengymnastin). Auch regelmäßiges Rückenschwimmen hat einen günstigen Effekt.

■ Generell sollte man sich trotz der Schmerzen vorsichtig bewegen und keine Bettruhe einhalten.

Ischialgie reagiert gut auf lokale Quaddelungen mit Ameisensäure und einem Lokalanästheticum (Formicain). Innerlich Gnaphalium D3 bis D6, 5mal 5 Tropfen täglich, äußerlich ABC-Pflaster für 1 bis 2 Tage. Wärme wird unterschiedlich empfunden, am besten vertragen werden die milden Heublumenpackungen (Florapress).

Der Hexenschuß ist eine massive Muskelverspannung und reagiert im allgemeinen gut auf Wärme (Fango, Turbatherm). Hauptmittel ist Rhus toxicodendron D3 bis D6 als Injektion, Bryonia D2 und Nux vomica D2, innerlich im stündlichen Wechsel je 5 Tropfen.

Frühe lokale Injektionen mit dem Fertigarzneimittel Arnica/Levisticum comp. D3 oder D6 (Weleda) können schlagartige Linderung bringen.

Auch hier hat die Akupunktur einen hohen Stellenwert.

Ischialgie: Ein uralter, aber bewährter Tip sind Efeublätter. Die frischen Blätter werden kräftig durchgewalkt und dann ohne weitere Bearbeitung auf die schmerzenden Stellen aufgelegt. Rund 45 Minuten wirken lassen, möglichst mehrmals täglich wiederholen. Außerdem: 2mal täglich je 1 Glas Holunderbeersaft oder 3mal täglich 1 Tasse Lindenblütentee trinken.

Hexenschuß: Einfach, aber wirksam ist das sogenannte Schlenzbad. Es sollte rund 50 Minuten dauern. Dazu wird die Temperatur in der Badewanne langsam von 37 °C auf 42 °C (durch den Zulauf heißen Wassers) erhöht. Anschließend zum Nachschwitzen ins Bett. Zusätzlich helfen Einreibungen mit Johanniskrautöl (mehrmals täglich) und Franzbranntwein-Gel (aus der Apotheke). Oder: Lehmwickel und Heublumenauflagen (Apotheker fragen).

Es empfiehlt sich, viel Rohkost zu essen.

Vorbeugung

Das wichtigste Element zur Vorbeugung von Krankheiten der Nerven und der Psyche ist ein gesunder Rhythmus im Wechsel von Spannung und Entspannung. Vor allem letztere kommt in unserer arrhythmischen, von Hektik bestimmten Zeit zu kurz, was besonders im Kinder- und Jugendalter verhängnisvoll ist. Sinnvolles Arbeiten, Bewegung, Zielsetzungen müssen in ein Wechselverhältnis mit kontemplativen Phasen der Besinnung, des Nachdenkens und der Meditation treten. Fernsehen und Zeitung sind Surrogate dieser Notwendigkeit, aber kein Ersatz.

Auch die Ferien werden häufig nicht in diesem Wechselspiel gesehen: Entweder hetzt man durch unzählige Sehenswürdigkeiten, oder man liegt faul am Strand.

Ein wichtiges Element ist schließlich der richtige Schlaf, dessen Dauer individuell unterschiedlich ist, der aber nach einer alten Volksweisheit möglichst immer vor Mitternacht beginnen sollte.

Adressen

Aktion Psychisch Kranke, Brungsgasse 4–6, 53117 Bonn, Tel. 0228/676740
www.psychiatrie.de/apk

Schlafstörungen:
Deutsche Gesellschaft für Schlafforschung und Schlafmedizin, Hephata-Klinik, Schimmelpfengstr. 2, 34613 Schwalmstadt-Treysa, Tel. 06691/2733
www.dgsm.de

Deutsche Akademie für Gesundheit und Schlaf, Schlafmedizinisches Zentrum, Universitätsstr. 84, 93042 Regensburg, Tel. 0941/9411500
www.dags.de

Depressionen:
Deutsche Gesellschaft für bipolare Störungen (Manisch-depressive Erkrankungen), Postfach 92 02 49, 21132 Hamburg, Tel. 040/85408883
www.dgbs.de

Eßstörungen:
Dick und Dünn Bundesverband (Beratungszentrum bei Eßstörungen), Innsbrucker Str. 25, 10825 Berlin, Tel. 030/8544994
www.dick-und-duenn-berlin.de

Schmerzen:
Deutsche Schmerzhilfe, Woldsenweg 3, 20249 Hamburg, Tel. 04142/810434
www.schmerzhilfe.de

Sucht:
Deutsche Hauptstelle für Suchtfragen, Westring 2, 59065 Hamm, Tel. 02381/9015-0
www.dhs.de

Kinder-
krankheiten

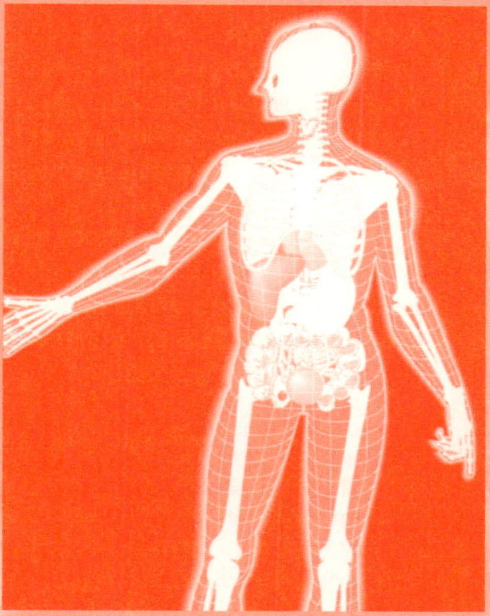

Kinder reagieren auf Krankheitsauslöser anders als Erwachsene. Einerseits erscheinen sie auch bei harmlosen Infekten schwer krank, wenn sie schnell hohes Fieber entwickeln – andererseits können sich schnell bedrohliche Zustände entwickeln, da der kindliche Organismus zum Beispiel Flüssigkeitsverluste bei Fieber schlechter kompensieren kann. Wegen der Besonderheiten des kindlichen Stoffwechsels muß man mit Medikamenten besonders verantwortungsbewußt umgehen. Es sollten in der Schulmedizin nur bewährte, gut bekannte Mittel eingesetzt werden. Wo immer es nach Absprache mit dem Arzt möglich ist, sind Haus- und Naturheilmittel vorzuziehen.

1 Akuter Durchfall

Akuter Durchfall ist eine der häufigsten Erkrankungen im Kindesalter. Im Winter sind am häufigsten virusbedingte Durchfälle, die im Rahmen allgemeiner Virusinfektionen (Erkältung) auftreten. Im Sommer sind dagegen bakterielle Infektionen (Lebensmittelvergiftungen) häufiger. Neben der häufigen dünnflüssigen Stuhlentleerung können auch Schleim- und Blutbeimengungen im Stuhl vorhanden sein. Begleitet wird der Durchfall oft von schmerzhaften Darmkrämpfen und von Allgemeinsymptomen wie Fieber und Gelenkschmerzen. Bei häufig wiederkehrenden Durchfällen sollte auch an eine Nahrungsmittelunverträglichkeit gedacht werden. Besonders bei Kleinkindern kann es durch Erbrechen, verminderte Flüssigkeitsaufnahme und Durchfall innerhalb von Stunden zum Austrocknen des Organismus kommen, Stoffwechselentgleisung und Kreislaufschock drohen.

■ Sobald ein Kind mit Durchfall nichts mehr trinkt beziehungsweise nichts mehr bei sich behält, muß ein Arzt gerufen werden. Bei leichteren Fällen von Durchfall genügt in der Regel reichliche Flüssigkeitszufuhr, zum Beispiel gezuckerte Tees und entfettete gesalzene Fleischbrühe, bei länger anhaltendem Durchfall eventuell auch eine gebrauchsfertige Salz-Zucker-Lösung aus der Apotheke (Oralpädon).

■ Feste Nahrung sollte 1 bis 3 Tage weggelassen werden, es sei denn, das Kind entwickelt wieder Appetit. Als Anfangsnahrung empfehlen sich Bananen, Apfelmus und Karotten.

■ Tritt gleichzeitig mit dem Durchfall Fieber über 38 °C auf, sollte ein Arzt aufgesucht werden, in manchen Fällen ist eine antibiotische Behandlung notwendig.

■ Besonders bei kleinen Kindern kann ein Durchfall sehr rasch zu erheblichem Salz- und Flüssigkeitsverlust führen, auf deren Ergänzung unbedingt zu achten ist. Hält ein Durchfall länger als 3 Tage an, ist unbedingt ein Arzt aufzusuchen!

■ Sehr bewährt ist der Diarrhoesan Saft, eine Kombination aus Apfelpektin und Kamillenblüten. Man nimmt initial 1–2 Teelöffel (Kinder) bzw. 2 Eßlöffel (Erwachsene), dann stündlich 1/2–1 Teelöffel bzw. 1 Eßlöffel bis zum Abklingen der akuten Symptome, dann noch einige Tage 3- bis 4mal 1/2–1 Teelöffel bzw. 1 Eßlöffel.

■ 30 Gramm getrocknete Heidelbeerfrüchte in 400 Milliliter Wasser 10 Minuten auf kleiner Flamme kochen und über den Tag trinken lassen. Sehr hilfreich sind auch Kaffeekohle oder Uzarawurzel als standardisierte Fertigarzneimittel (zum Beispiel Uzara Tropfen, einleitend 30 Tropfen und dann 3- bis 6mal 15 Tropfen täglich), schließlich getrockneter Apfel mit hohem Pektingehalt (zum Beispiel Aplona Apfeldiät).

■ Fast vergessen, aber dennoch überaus wirksam ist eine Karottenkur. Dazu wird 1 Pfund Karotten geschält und in 1 Liter Wasser 1 Stunde lang gekocht. Dann die Karotten durch ein Sieb streichen und pürieren. Den Brei mit 1 Liter abgekochtem Wasser aufgießen und 1 Teelöffel Salz hinzufügen. Von dieser Mischung 3mal täglich 1 Teller dem Kind verabreichen, bis der Durchfall nachläßt.

■ Weitere Hausmittel: 3mal täglich 1 Teelöffel Heilerde (in Apotheken) in 1 Glas Wasser auflösen und trinken.

■ Mehrmals täglich 1 großes Glas Cola trinken.

■ 3mal täglich 1 ungeschälten, zerriebenen Apfel essen.

■ 2mal täglich 1 Glas Heidelbeersaft oder Limonade mit Salz und Zucker (je 1 Teelöffel) trinken.

2 Wurmerkrankungen

Fast jedes Kind zwischen 5 und 14 Jahren macht irgendwann eine Wurminfektion durch. Am häufigsten sind die Madenwürmer (Oxyuren). Die Infektion ist harmlos, aber lästig und äußert sich durch Afterjucken, besonders in der Nacht. Bei Mädchen kann es zur Entzündung der Genitalien kommen. Gelegentlich sind die 0,5 bis 1 cm großen dünnen weißen Würmer in der Toilette zu sehen. Die Übertragung der Eier erfolgt über die Hände von Mensch zu Mensch, aber auch über Gegenstände und Bettwäsche. Seltener sind Infektionen mit anderen Würmern, zum Beispiel Spulwürmern (Askariden). Die Infektion erfolgt bei Kleinkindern oft über eierhaltige Erde (Sandkasten) oder über biologisch gedüngtes Gemüse und Obst. Die Larven der Spulwürmer können sich über die Blutbahn im Körper ausbreiten und beispielsweise einen Lungenbefall verursachen.

- Da bei den meisten Wurminfektionen die Wurmeier über Hände und Mund in den Darm gelangen, ist sorgfältiges Händewaschen und Kurzhalten der Fingernägel die beste Vorbeugung. Hunde und Katzen im Haushalt sollten regelmäßig einer Wurmkur unterzogen werden (Übertragung von Bandwürmern).

- Bei Nachweis eines Wurmbefalls ist in den meisten Fällen die einmalige Einnahme eines Wurmmittels ausreichend, oft ist eine Wurmkur gleichzeitig bei allen Familienmitgliedern sinnvoll.

- Bett- und Unterwäsche sollte bei Nachweis einer Wurminfektion eine Zeitlang im Kochwaschgang gewaschen und täglich gewechselt werden.

■ Wurmerkrankungen verweisen bei Kindern auf tieferliegende Verdauungs- und Stoffwechselstörungen, es ist mit dem einfachen Beseitigen der Würmer durch synthetische Antiwurmmittel eigentlich nie getan.

■ Unterstützend wirkt das Essen roher Mohrrüben, konstitutionell helfen Bittermittel, zum Beispiel 3mal 8 Tropfen Absinthium D3 bis D6 oder Gentiana D3 bis D6 und Cuprum met. D3 Pulver, 3mal 1/2 Teelöffel.

■ Zur Rezidivprophylaxe können auch Cina comp. Tropfen, 3mal 5 über längere Zeit, empfohlen werden.

■ Grundsätzlich gehören Wurmerkrankungen in ärztliche Behandlung. Nach Absprache mit dem Arzt hilft unterstützend eine Pfefferminztee-Kur (4mal täglich 1 großes Glas Pfefferminztee aus frischen Blättern trinken) sowie rohe Karotten, Zwiebeln, Knoblauch und Kürbissamen, die mehrmals täglich als schonendes Abführmittel gegessen werden sollten.

■ Außerdem: Eine große Portion Sauerkraut morgens auf nüchternen Magen essen.

3 Windeldermatitis

Unter einer Windeldermatitis versteht man eine Entzündung der Haut im Windelbereich, die zu geröteter, juckender und brennender Haut führt. Sie wird ausgelöst durch hautreizende Substanzen im Harn und Stuhl (zum Beispiel Ammoniak). Die Hautreizung wird begünstigt durch den Luftabschluß und das feuchte Milieu unter der Windel. Häufig liegt zusätzlich eine Pilzinfektion der Haut mit Hefepilzen (Candida) vor, die aus dem Darm stammen. Hefepilze können sich im Darm zum Beispiel nach einer Antibiotikatherapie ausbreiten. Häufig liegt dann gleichzeitig eine Pilzinfektion der Mundhöhle vor.

■ Häufiger Windelwechsel ist die beste Vorbeugung gegen die Entstehung einer Windeldermatitis. Das Baby sollte so oft wie möglich auch einige Minuten mit nacktem Po strampeln können, damit die Haut richtig trocknet. Auch Trockenfönen der Haut nach der Reinigung ist eine gute Methode, die Feuchtigkeit in den Hautfalten zu beseitigen. Die Haut wird durch eine Paste (Zinkpaste, Penatencreme) vor Feuchtigkeit geschützt.

■ Bei beginnender Entzündung können auch Pasten und Cremes mit entzündungshemmenden Wirkstoffen benutzt werden (Bepanthen, Panthenol-Creme).

■ Bei immer wiederkehrenden Entzündungen den Stuhl auf Hefepilze untersuchen lassen. Der Arzt kann spezielle Pilzcremes oder desinfizierende Farbstofflösungen gegen eine Pilzinfektion der Haut verschreiben.

■ Wichtiges Heilmittel ist die Kamille, die als Fertigarzneimittel in Form von Salben oder Gel oder auch bei sehr akuten Formen als feuchte Auflage aufgetragen wird, nachdem man zunächst einen frischen Tee hergestellt hat.

■ Bei eitriger Entzündung helfen sehr rasch die Ringelblumenblüten (Calendula), frisch als Tee zubereitet oder noch besser als fertige Essenz (zum Beispiel Calendula Essenz Weleda).

■ Innerlich gibt man Quarz D6 bis D10 Pulver, 3mal $^1/_2$ Teelöffel bis zum Abheilen und etwas länger, nach dem Abklingen auch Dermatodoron Tropfen, 3mal 12 Tropfen täglich, und Salbe oder Gel zur endgültigen Heilung.

■ Zur Vorbeugung besonders der Windeldermatitis ist auch Wecesin Puder zu empfehlen.

■ Die Windeln häufig wechseln und möglichst Stoffwindeln ohne Gummihose verwenden.

■ Gegen akut nässende und juckende Stellen helfen Zinnkrautauflagen. Dazu wird 1 Eßlöffel Zinnkraut (in Apotheken erhältlich) mit 250 Milliliter Wasser aufgekocht. 10 Minuten ziehen lassen und abseihen. Dann Mullkompressen damit tränken und nach Abkühlung auf die betroffenen Stellen auflegen. Mit einem trockenen Tuch oder einer Windel abdecken und 1 Stunde einwirken lassen. Mehrmals täglich wiederholen.

■ Gleichsam wirkungsvoll sind Verbände mit trockener Heilerde und 2mal täglich Sitzbäder mit Kamille (Extrakte gibt es in Apotheken).

4

Pseudokrupp

Unter einem Pseudokrupp versteht man ein plötzliches Anschwellen der Schleimhäute im Kehlkopf und in der Luftröhre, das zu bellendem Husten, Heiserkeit und pfeifendem Luftholen mit Atemnot führt. Meist treten die Anfälle nachts auf. Der Name leitet sich von der Ähnlichkeit der Symptome mit dem »echten« Krupphusten bei Diphtherie ab. Vom Pseudokrupp sind vor allem Kinder zwischen 3 Monaten und 6 Jahren betroffen. Als Auslöser des Pseudokrupp kommen vor allem Infektionskrankheiten der oberen Luftwege in Frage. Bei den meisten Kindern gehen Schnupfen und Husten dem Anfall voraus. Als weitere auslösende Ursachen werden Luftverschmutzung (neben allgemeiner Luftverschmutzung vor allem das Rauchen der Eltern) und Allergien diskutiert.

Da es rasch zu einem lebensbedrohlichen Zuschwellen des Kehlkopfes kommen kann, sollte auf jeden Fall ein Arzt gerufen werden. In der Zwischenzeit sollte das Kind am offenen Fenster auf den Arm genommen werden. Hohe Luftfeuchtigkeit ist günstig. Deshalb kann man auch die heiße Dusche aufdrehen und sich mit dem Kind ins Badezimmer setzen. Wichtig ist Ruhe und Besonnenheit bei den Eltern, da sich sonst die Unruhe auf das Kind überträgt und die Atemnot verschlimmern kann.

Bei Neigung zu Pseudokrupp-Anfällen können nach Absprache mit dem Hausarzt Cortisonzäpfchen im Kühlschrank gelagert werden, die die Schleimhaut im akuten Anfall rasch abschwellen lassen. Bei gelegentlicher Anwendung haben Cortisonzäpfchen keine schädlichen Nebenwirkungen.

- Pseudokrupp muß grundsätzlich mit einem Arzt besprochen werden.

- Homöopathisch helfen bei einem Notfall Injektionen von Aconitum D12/Hepar sulfuris D30/Spongia tosta D12 zu gleichen Teilen.

- Innerlich gibt man Bryonia/Spongia tosta comp. Weleda, alle 15 bis 30 Minuten 5 Tropfen.

- Als vorbeugende Behandlung gelten Cuprum aceticum D4, 2mal 5 bis 8 Tropfen über mehrere Wochen, oder auch Sonnentaukraut-Präparate (zum Beispiel Drosera Tinktur 1:10, mehrmals täglich 5 Tropfen, oder als Fertigarzneimittel Makatussin Saft Drosera oder Tropfen).

- Diese Erkrankung gehört in jedem Fall in ärztliche Behandlung. Bei akuten Anfällen das Kind bis zum Eintreffen des Arztes in eine warme Decke hüllen und mit ihm ans offene Fenster gehen.

- Oder: Im Badezimmer erst sehr heißes und dann kaltes Wasser in die Badewanne laufen lassen, so daß Wasserdampf entsteht, den das Kind einatmet.

5

Hyperaktivität

Nicht jedes sehr lebhafte Kind ist hyperaktiv. Zusätzliche Kriterien sind Aggressivität, mangelnde Kontaktaufnahme zu anderen und die Unfähigkeit, sich längere Zeit auf eine Sache zu konzentrieren. Die betroffenen Kinder entschließen sich häufig impulsiv zu Handlungen, deren Folgen sie nicht bedenken. Jungen sind etwa 5mal häufiger hyperaktiv als Mädchen. Die Ursachen sind unterschiedlich: Neben einer frühkindlichen Hirnschädigung beispielsweise durch eine schwere Geburt werden auch angeborene Störungen im Hirnstoffwechsel für möglich gehalten. Die Intelligenz ist häufig normal entwickelt, obwohl durch die mangelnde Konzentrationsfähigkeit meist massive Schulschwierigkeiten entstehen. Bei Verdacht auf das Vorliegen einer Hyperaktivität sollte eine genaue diagnostische Abklärung in einem neuropädiatrischen Zentrum erfolgen.

- Für hyperaktive Kinder ist ein strukturierter Tagesablauf mit klaren Regeln wichtig. Zusätzliche Stimulation durch häufiges Fernsehen oder viele Aktivitäten sollte vermieden werden. Das Kind sollte für das Einhalten von Regeln häufig gelobt werden, damit der Teufelskreis von unerwünschtem Verhalten, Strafe und Kritik seitens der Eltern und Minderwertigkeitsgefühlen des Kindes durchbrochen wird.

- Parallel sollte eine schulpsychologische Begleitung und in schweren Fällen eine Psychotherapie beim Kinderpsychiater durchgeführt werden.

- In einigen Fällen ist eine zusätzliche medikamentöse Therapie sinnvoll. Es gibt zwar keinen Beweis, daß die Beschränkung des Zuckerkonsums oder das Weglassen von Farb- und Konservierungsstoffen in Lebensmitteln die Hyperaktivität bessern, jedoch scheinen 5 bis 10% der Kinder positiv auf eine solche Diät zu reagieren.

■ Auch hier sollte vor jeder medikamentösen Behandlung die Ursache abgeklärt werden. Vor allem organische Grunderkrankungen müssen ausgeschlossen werden.

■ Bei Verhaltensstörungen als konstitutionell wirkendes Mittel aus der anthroposophischen Medizin Kephalodoron D3, 3mal 1 Tablette über mehrere Wochen bis Monate, eventuell unterstützt durch 5 Tropfen Phosphorus D8 morgens.

■ Homöopathisch kann Ignatia D30, alle 2 bis 3 Tage 1 Tablette, empfohlen werden.

■ Symptomatisch helfen können dysto-loges Tabletten oder Tropfen, je nach Lebensalter 3- bis 4mal 5–10 Tropfen bzw. 1–2 Tabletten oder Passiflor Dragees, 3- bis 4mal täglich. Man kann auch einen Tee aus gleichen Teilen Passionsblumenblüten, Melissenblüten und Johanniskraut trinken lassen, 2- bis 3mal täglich 1 Tasse.

■ Hyperaktivität sollte möglichst verhaltenstherapeutisch behandelt werden. An der Behandlung sollten Eltern und Kinder gemeinsam teilnehmen.

■ Wichtig: Diäten oder Vitaminpräparate sind sinnlos. Statt dessen für viel Bewegung (Sport, Spiele, Spaziergänge) sorgen, Überforderung des Kindes vermeiden und das Kind auf mögliche Allergien (zum Beispiel gegen Phosphate) untersuchen lassen.

6 Bettnässen

Von Einnässen spricht man, wenn ein Kind nach dem vollendeten 4. Lebensjahr tagsüber noch nicht trocken ist. Zunächst sollten organische Ursachen für das Einnässen ausgeschlossen werden (zum Beispiel Fehlbildungen an Harnleitern und Blase, chronische Harnwegsinfekte). Für das verspätete Trockenwerden wird in erster Linie eine zu frühe und zu strenge Sauberkeitserziehung verantwortlich gemacht. Oft stehen die Eltern unter einem erheblichen Erfolgszwang, was den Zeitpunkt des Trockenwerdens angeht. Wenn ein Kind schon trocken war und dann wieder einnäßt, liegen häufig Trennungs- und Versagensängste vor. Typisch ist zum Beispiel das Einnässen von Kindern, deren Eltern sich scheiden lassen, oder das Auftreten des Bettnässens beim Schuleintritt.

- Bei der Behandlung des Einnässens sind Geduld und liebevolle Zuwendung der Eltern von besonderer Bedeutung. Auf das Kind sollte in keiner Beziehung Leistungsdruck ausgeübt werden. Schimpfen und Strafen als Konsequenz des Einnässens müssen vermieden werden, besser ist Loben bei Erfolg. Das Einnässen des Kindes darf nicht zum beherrschenden Thema in der Familie werden, sondern sollte so weit wie möglich übergangen werden.

- In schweren Fällen ist eine psychotherapeutische Behandlung angezeigt, die auf jeden Fall die Familie mit einschließen sollte.

- Verhaltenstherapeutische Maßnahmen wie Klingelmatratzen oder Benutzung von Weckern können zwar versucht werden, jedoch ist die Rückfallquote sehr hoch.

- Innerlich werden Eupatorium D6 und Equisetum D6, 3mal 5 Tropfen im täglichen Wechsel über längere Zeit gegeben. Diese Verordnung kann ergänzt werden durch Johanniskraut in einer speziellen homöopathischen Zubereitung, z. B. Hypericum Auro cultum Rh D3 Weleda, 3mal 5 bis 8 Tropfen über längere Zeit.

- Bei entzündlicher Komponente hilft gut Berberis D3 bis D5 oder Kreosotum D6, jeweils 3mal 5 Tropfen täglich.

- Sehr hilfreich ist auch der nächtliche Silberlappen über der Blase (2 cm Salbenstrang von Ungt. Argentum met. praep. 0,4% Weleda auf einen Leinenlappen auftragen und gleichmäßig dünn verstreichen).

- Grundsätzlich ist beim Bettnässen Verständnis für das Kind das wichtigste. Keinesfalls sollten Kinder dafür bestraft werden.

- Unter den Hausmitteln bewährt sich besonders Johanniskraut-Tee. Dazu wird 1 Teelöffel Johanniskraut mit 250 Milliliter kochendem Wasser übergossen. 10 Minuten ziehen lassen, dann abseihen. 2mal täglich trinken.

- Ebenfalls beruhigend wirkt, wenn man die Oberschenkelinnenseite vor dem Schlafengehen mit Johanniskrautöl einreibt. Alternativ dazu: ein Vollbad mit Hopfenölzusatz ca. 15 Minuten vor dem Schlafengehen.

- Unterstützend das Kind nur salzarm ernähren, ab nachmittags relativ wenig Flüssigkeit geben und im Sommer so oft wie möglich barfuß laufen lassen.

7 Windpocken

Um eine akute Viruserkrankung handelt es sich bei Windpocken. Nach einem kurzen Vorstadium mit leichter Temperaturerhöhung tritt zunächst am Rumpf, dann auch am Kopf und an Armen und Beinen der typische Ausschlag auf, bei dem sich innerhalb von Stunden rote Flecken und dann flüssigkeitsgefüllte Bläschen bilden. Nach wenigen Tagen bilden sich auf den Bläschen Krusten, die innerhalb von 2 bis 3 Wochen abfallen. Der Verlauf ist normalerweise gutartig und ohne schweres Krankheitsgefühl. Komplikationen sind selten und treten vor allem bei abwehrgeschwächten Kindern (zum Beispiel bei Krebserkrankung) auf. Beim Aufkratzen der juckenden Bläschen kann es zu Vereiterungen und Narbenbildung kommen. Windpocken sind 1 Tag vor dem Beginn des Ausschlages bis etwa 1 Woche danach ansteckend. Die Ansteckungszeit beträgt 2 bis 3 Wochen.

- Da die Kinder sich in ihrem Allgemeinbefinden meist nicht sehr beeinträchtigt fühlen, ist Bettruhe normalerweise nicht erforderlich. Die Behandlung besteht vor allem in der Bekämpfung des Juckreizes, zum Beispiel mit alkoholischer Menthollösung oder mit einer juckreizstillenden Lotion (Anaesthesulf Lotio).

- Die Fingernägel kurz halten, damit das Kind die Bläschen nicht aufkratzt.

- Kontakt mit abwehrgeschwächten Personen sollte vermieden werden, da diese sehr schwer verlaufende Windpockeninfektionen bekommen können. Bei diesen Patienten kann der Arzt ein Medikament verschreiben, das die Virusvermehrung hemmt (Zovirax).

- Kinder können sich auch bei Patienten, die Gürtelrose haben, mit Windpocken anstecken (es handelt sich um das gleiche Virus).

- Bei hohem Fieber stündlich 5 Tropfen Apis-Belladonna D3 (zum Beispiel Erysidoron 1) in etwas Wasser, feuchtkalte Wadenwickel mit etwas Zitrone (Zitrone gut abwaschen und unter Wasser in Scheiben schneiden und die Schale mehrfach anritzen), mehrmals frisch auflegen.

- Gegen den Juckreiz innerlich Quarz D10 Pulver, 3- bis 5mal 1/2 Teelöffel täglich, und äußerlich Wecesin Puder aufstreuen. Stiefmütterchenkraut-Tee, mehrmals täglich 1 Tasse zu trinken geben (1 Teelöffel auf 1 Tasse Wasser heiß aufbrühen, 5 Minuten ziehen lassen und abseihen).

- Unangenehm bei dieser Erkrankung ist vor allem das Jucken. Dagegen hilft täglich ein warmes Bad, dem 1 Tasse Backpulver als Zusatz beigemischt wird.

- Einen ähnlich guten Effekt hat das Betupfen der juckenden Stellen mit lauwarmem Essigwasser. Dazu wird 1 Teelöffel Obstessig (in Reformhäusern) mit 1 Liter Wasser vermischt. Mehrmals täglich mit einem weichen Tuch abtupfen.

- Außerdem: reichlich frisches Obst essen.

Vorbeugung

Den sehr unterschiedlichen Kindererkrankungen kann natürlich nicht grundsätzlich vorgebeugt werden. Doch gibt es einige Grundregeln, deren Beachtung die Gesundheit der Kinder fördert. Zunächst sollte man den Körper immer gut warm halten. Richtige Kleidung aus Naturfasern ist dazu die Voraussetzung. Auch die Ernährung spielt eine Schlüsselrolle. Sie sollte nicht zu früh der der Erwachsenen entsprechen.

Dagegen sollten laktovegetabile Speisen, regelmäßige Rohkost und Vollkornbrot bevorzugt werden, während Süßigkeiten zu vermeiden sind. Fleisch sollte nicht häufiger als 2mal die Woche gegessen werden.

Schließlich muß das Kind viel Bewegung haben, weil dadurch der Stoffwechsel angeregt wird. Langes Fernsehen ist auch deswegen schädlich, weil es zu Bewegungsmangel führt.

Schließlich sei auf die Vorbildfunktion der Erwachsenen verwiesen. Deren Verhalten prägt sich vor allem bei kleinen Kindern stark ein und kann so Auswirkungen (positiver wie negativer Art) bis in ihre Organfunktionen hinein haben.

Adressen

Kinder allgemein:
Deutscher Kinderschutzbund,
Hinüberstr. 8, 30175 Hannover,
Tel. 0511/30485-0
www.dksb.de

Hyperaktivität:
Bundesverband Aufmerksamkeitsstörung/Hyperaktivität, Postfach 60,
91291 Forchheim, Tel. 09191/704260
www.bv-ah.de

Arbeitskreis überaktives Kind,
Poschinger Str. 16, 12157 Berlin,
Tel. 030/85605902
www.auek.de

Kinderernährung:
Forschungsinstitut für Kinderernährung,
Heinstück 11, 44225 Dortmund,
Tel. 0231/79 22 10-0
www.fke-do.de

Krankenhausaufenthalte von Kindern:
Aktionskomitee Kind im Krankenhaus,
Kirchstr. 34, 61440 Oberursel,
Tel. 06172/303600
www.akik-bundesverband.de

Anhang

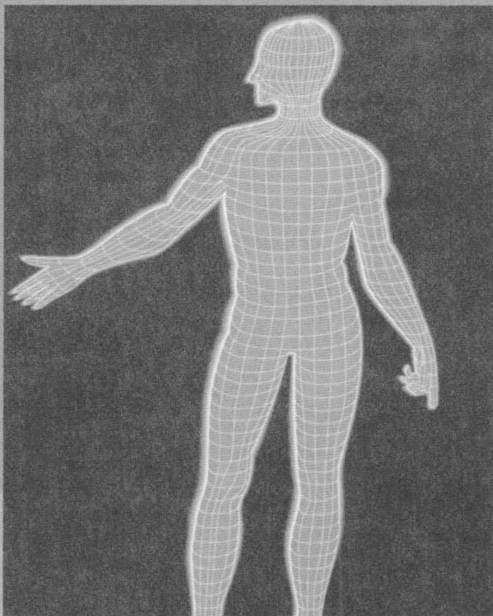

Verzeichnis der Fertigarzneimittel

Die mit * gekennzeichneten Medikamente bedeuten Empfehlungen aus der Naturheilkunde und aus der Volksmedizin

Verzeichnis wichtiger Adressen

Umfangreiche Gesundheitsinfos im Netz:

www.netdoktor.de
www.m-ww.de

Deutsche Gesellschaft für **Ästhetisch-Plastische Chirurgie**, Beiertheimer Allee 18b, 76137 Karlsruhe, Tel. 0721/356693
www.dgapc.de

Agoraphobie e.V., Beratung bei Angst, Panik und Phobien, Taunusstr. 5, 12161 Berlin, Tel. 030/8515824
www.angstzentrum-berlin.de

Deutsche **AIDS-Hilfe**, Dieffenbachstr. 33, 10967 Berlin, Tel. 030/690087-0
www.aidshilfe.de

Deutsche Ärztegesellschaft für **Akupunktur**, Würmtalstr. 54, 81375 München, Tel. 089/7 005-10/11
www.daegfa.de

Anonyme Alkoholiker, Lotte-Branz-Str.14, 80939 München, Tel. 089/ 3169500
www.anonyme-alkoholiker.de

Deutsche Gesellschaft für **Alternative Medizin**, Großer Garten 4, 30938 Burgwedel, Tel. 05139/278101
www.dgam.de

Deutsche **Alzheimer** Gesellschaft, Friedrichstr. 236, 10969 Berlin, Tel. 030/2593795-0
www.deutsche-alzheimer.de

Amputierten-Initiative e.V. (Arm- und Beinamputierte), c/o Dagmar Gail, Spanische Allee 158, 14129 Berlin, Tel. 069/8032675
www.amputierten-initiative.de

Deutsche **Angst-Selbsthilfe**, Bayerstr. 77a/Rgb., 80355 München, Tel. 089/515553-15
www.panik-attacken.de

Gesellschaft **Anthroposophischer Ärzte** in Deutschland, Roggenstr. 82, 70794 Filderstadt, Tel. 0711/7799711
www.anthroposophische-aerzte.de

Deutsche **Arthrose**-Hilfe, Postfach 110551, 60040 Frankfurt, Tel. 06831/9466-70
www.arthrose.de

Patientenliga **Atemwegserkrankungen**, Berliner Str. 84, 55276 Dienheim, Tel. 06133/3543
www.patientenliga-atemweg.de

Atemwegsliga, Im Prinzenpalais/Burgstraße, 33175 Bad Lippspringe, Tel. 05252/933615
www.atemwegsliga.de

Bundeszentrale für **Gesundheitliche Aufklärung**, Ostmerheimer Str. 220, 51109 Köln, Tel. 0221/8992-0
www.bzga.de

Bundesarbeitsgemeinschaft Hilfe für **Behinderte**, Kirchfeldstr. 149, 40215 Düsseldorf, Tel. 0211/31006-0
www.bagh.de

Lebenshilfe für Menschen mit **geistiger Behinderung**, Raiffeisenstr. 18, 35043 Marburg, Tel. 06421/4910
www.lebenshilfe.de

Deutscher **Behindertensportverband**, Friedrich-Alfred-Str. 10, 47055 Duisburg, Tel. 0203/7174-1
www.dbs-npc.de

Deutsches **Blindenhilfswerk**, Lotharstr. 116, 47057 Duisburg, Tel. 0203/355377
www.blindenhilfswerk.de

Borreliose Bund Deutschland, Große Str. 205, 21075 Hamburg, Tel. 040/7905788
www.borreliose-bund.de

Burda-Stiftung (Darmkrebs), Rosenkavalierplatz 10, 81925 München, Tel. 089/92502710
www.darmkrebs.de

Internationale Gesellschaft für **Chinesische Medizin**, Franz-Joseph-Str. 38, 80801 München, Tel. 089/38888031
www.tcm.edu

Deutsche Gesellschaft für **Traditionelle Chinesische Medizin**, Karlsruher Str. 12a, 69126 Heidelberg, Tel. 06221/374546
www.dgtcm.de

Deutscher **Diabetiker** Bund, Goethestr. 27, 34119 Kassel, Tel. 0561/703477-0
www.diabetikerbund.de
www.diabetes-webring.de

Informationszentrum **Epilepsie**, Herforder Str. 5–7, 33602 Bielefeld, Tel. 0521/12 4117
www.izepilepsie.de

Deutsche Gesellschaft für Ernährung, Godesberger Allee 18, 53175 Bonn, Tel. 0228/3776-600
www.dge.de

Infodienst **Verbraucherschutz und Ernährung**, Friedrich-Ebert-Str. 3, 53177 Bonn, Tel. 0228/ 8499-0
www.aid.de

Deutscher **Gehörlosenbund**, Hasseer Str. 47, 24113 Kiel, Tel. 0431/6434-468
www.gehoerlosen-bund.de

Initiativkreis **Glaukomfrüherkennung** (Grüner Star), Postfach 1718, 82102 Germering, Tel. 089/8402606
www.glaukom.de

Deutsches **Grünes Kreuz** (Gesundheitsprophylaxe und Gesundheitsaufklärung), Postfach 1207, 35002 Marburg, Tel. 06421/2930
www.dgk.de

Ärztegesellschaft **Heilfasten und Ernährung**, Wilhelm-Beck-Str. 27, 88662 Überlingen, Tel. 07551/807-825
www.aerztegesellschaft-heilfasten.de

Fördergemeinschaft Gutes **Hören**, Untere Kanalstr. 1a, 90530 Wendelstein, Tel. 09129/5557
www.fgh-gutes-hoeren.de

Verband Klassischer **Homöopathen** Deutschlands, Thärnstr. 29, 89077 Ulm, Tel. 0731/9314040
www.vkhd.de

Deutsche **Hospiz-Stiftung**, Im Defdahl 5–10, 44141 Dortmund, Tel. 0231/738073-0
www.hospize.de

Deutsche SHG der **Jodallergiker, Morbus Basedow- und Hyperthyreosekranken**, PF 2967, 54219 Trier, Tel. 04745/7279
http://www.jod-kritik.de

Kneipp-Bund, Adolf-Scholz-Allee 6, 86825 Bad Wörishofen, Tel. 08247/3002-0
www.kneippbund.de

Deutsche **Krebsgesellschaft**, Steinlestr. 6, 60596 Frankfurt, Tel. 069/630096-0
www.krebsgesellschaft.de

Deutsche **Krebshilfe**, Thomas-Mann-Str. 40, 53111 Bonn, Tel. 0228/72990-0
www.krebshilfe.de

Krebsinformationsdienst des Deutschen Krebsforschungszentrums, Im Neuenheimer Feld 280, 69120 Heidelberg, Tel. 06221/410121
www.krebsinformation.de

Deutsche **Multiple Sklerose Gesellschaft**, Küsterstr. 8, 30519 Hannover, Tel. 0511/96834-0
www.dmsg.de

Deutsche Gesellschaft für **Muskelkranke**, Im Moos 4, 79112 Freiburg, Tel. 07665/9447-0
www.dgm.org

Patienteninformation für **Naturheilkunde**, Akatienstr. 28, 10823 Berlin, Tel. 030/76008760
www.datadiwan.de/patienteninformation

Zentralverband der **Ärzte für Naturheilverfahren**, Am Promenadeplatz 1, 72250 Freudenstadt, Tel. 07441/91858-0
www.zaen.org

Overeaters Anonymous (Anonyme Esssüchtige), Postfach 10 62 06, 28062 Bremen, Tel. 0421/327224
www.overeatersanonymous.de

Deutsche **Parkinson** Vereinigung, Moselstr. 31, 41464 Neuss, Tel. 02131/41016/17
www.parkinson-selbsthilfe.de

Allgemeiner **Patientenverband**, Ludwig-Juppe-Weg 3b, 35039 Marburg, Tel. 06421/64735
www.patienten-verband.de

Psychotherapie-Informationsdienst, Oberer Lindweg 2, 53129 Bonn, Tel. 0228/746699
www.psychotherapiesuche.de

Deutsche Stiftung **Querschnittlähmung**, Cheruskerweg 23, 65187 Wiesbaden, Tel. 0611/26777-0
www.dsq.de

Centrum für **Reisemedizin**, Hansaallee 321, 40549 Düsseldorf, Tel. 0211/90429-0
www.crm.de

Deutsche **Restless-Legs** Vereinigung (Ruhelose Beine), Schillerstr. 3a, 80336 München, Tel. 089/55028880
www.restless-legs.org

Schilddrüsenliga, c/o Evangelisches Krankenhaus, Waldstr. 73, 53177 Bonn, Tel. 0228/3869060
www.schilddruesenliga.de

Kuratorium Gutes **Sehen**, Kirchweg 2, 50858 Köln, Tel. 0221/94862842
www.sehen.de

Stotterer Selbsthilfe, Gereonswall 112, 50670 Köln, Tel. 0221/1391106
www.bvss.de

Kreuzbund (Selbsthilfe und Helfergemeinschaft für **Suchtkranke**), Münsterstr. 25, 59065 Hamm, Tel. 02381/67272-0
www.kreuzbund.de

Bundesarbeitsgemeinschaft für **Verbraucherfragen im Gesundheitswesen**, Obere Hauptstr. 151, 67551 Worms, Tel. 06241/37828

Deutsche Gesellschaft **Zwangserkrankungen**, Postfach 1545, 49005 Osnabrück, Tel. 0541/3574433
www.zwaenge.de

Österreich

Ein umfassendes Verzeichnis für alle Bundesländer (»Österreich sozial«) verschickt der Sozialservice des Bundesministeriums für Arbeit und Soziales, Geigergasse 5–9,1050 Wien, Tel. 0222/551597, Fax 0222/554441.

AIDS-Hilfe Wien, Mariahilfer Gürtel 4, 1060 Wien, Tel. 01/595374.

Alzheimer Selbsthilfegruppe, Obere Augartenstraße 26–28, 1020 Wien, Tel. 01/3325166-0.

Anonyme Alkoholiker, Barthgasse 5, 1030 Wien, Tel. 01/7995599.

Österreichische Arbeitsgemeinschaft Zöliakie, Anton-Baumgartner-Straße 44 C 5 2302, 1230 Wien, Tel. 01/6671887.

Österreichische Diabetikervereinigung, Moosstraße 18, 5020 Salzburg, Tel. 0662/827722.

Österreichische Morbus Crohn/Colitis ulcerosa Vereinigung, Obere Augartenstraße 26–28, 1020 Wien, Tel. 01/3330633.

Österreichische Multiple Sklerose Gesellschaft, Währinger Gürtel 18–20, 1090 Wien, Tel. 0222/40400-3121 DW, Tel. 01/40400-0.

Österreichische Rheumaliga, Mahlerstraße 3, 1010 Wien, Tel. 01/2036202.

Österreichische Vereinigung Morbus Bechterew, Obere Augartenstraße 26–28, 1020 Wien, Tel. 01/3322810.

Österreichisches Ökologieinstitut für angewandte Umweltforschung, Seidengasse 13, 1070 Wien, Tel. 01/5236105-0.

Psoriatiker-Verein-Austria, Jägerstraße 3, 1200 Wien, Tel. 01/3324003.

VOX Schutzverband der Schwerhörigen, Sperrgasse 8, 1150 Wien, Tel. 01/8973131.

Tropeninstitute:

1. Institut für spezielle Prophylaxe und Tropenmedizin, Alserstraße 48, 1090 Wien, Tel. 01/4057122.

2. Hygieneinstitut der Universität Graz, Universitätsplatz 4, 8010 Graz, Tel. 0316/380-4390.

Schweiz

Züricher Diabetesgesellschaft, Hegarstraße 18, 8032 Zürich, Tel. 01/3830060.

Züricher Fachstelle für Alkoholprobleme, Josefstraße 91, 8005 Zürich, Tel. 052/2676610.

Krebsliga Schweiz, Effingerstraße 40, 3001 Bern, Tel. 031/3899100.

Schweizerische Liga gegen Epilepsie, Postfach, Seefeldstraße 84, 8042 Zürich, Tel. 043/4886777.

Schweizerische Multiple-Sklerose-Gesellschaft, Josefstraße 129, 8031 Zürich, Tel. 043/4444343.

Schweizerische Parkinsonvereinlgung, Forchstraße 182, 8132 Hinteregg, Tel. 01/9840169.

Schweizerische Rheumaliga, Renggerstraße 71, 8038 Zürich, Tel. 01 /4874000.

Schweizerische Stiftung für das cerebral gelähmte Kind, Erlachstraße 14, 3001 Bern, Tel. 031/3081515.

Schweizerische Vereinigung Morbus Bechterew, Röntgenstraße 22, 8005 Zürich, Tel. 01/2727866.

Schweizerische Vereinigung Pro Infirmis (Invalidenhilfe), Feldeggstraße 71, 8032 Zürich, Tel. 01/3882626.

Schweizerischer Verband für Gehörlosen- und Hörgeschädigten-Organisationen, Feldeggstraße 69, 8032 Zürich, Tel. 01/4214010.

Schweizerischer Zentralverein für das Blindenwesen, Schützengasse 4, 9001 St. Gallen, Tel. 071/223636.

Taubblinden-Hilfe, Regensbergstraße 301, 8050 Zürich, Tel. 01/3114917.

Literaturhinweise

Fintelmann, Volker: »Intuitive Medizin – Einführung in eine anthroposophisch ergänzte Medizin«; Hippokrates Verlag, Stuttgart, 4. Auflage 2000.

Fintelmann, Volker und Rudolf Fritz Weiss: »Lehrbuch der Phytotherapie«; Hippokrates Verlag, Stuttgart 2002, 10. Auflage.

Fintelmann, Volker: »Schlaf und Schlafstörungen. Therapie und Prophylaxe«; Verlag Johannes M. Mayer, Stuttgart 1999.

Gawlik, Willibald: »Homöopathie und konventionelle Therapie«; Hippokrates Verlag, Stuttgart.

»Der Gesundheitsbrockhaus«; Brockhaus Verlag, Mannheim.

Graf, Dieter: »Gesundheitserziehung im Kindesalter«; Wissen Verlag, Herrsching.

»Kursbuch Gesundheit«; Verlag Kiepenheuer und Witsch, Köln.

McKie, Rona: »Ekzeme und Dermatitis«; Orac Verlag, Wien.

Minker, Margaret und Renate Scholz: »Naturheilwesen«; Mosaik Verlag, München.

Pelikan, Wilhelm: »Heilpflanzenkunde« (Band 1–3); Verlag am Goetheanum, Dornach.

»Ratgeber Gesundheit – Allergien«; Stiftung Warentest, Berlin.

Schneider, Ernst: »Nutze die heilkräftigen Pflanzen«; Saatkorn-Verlag, Hamburg.

Die Autoren haben Präparatenamen, Dosierungsempfehlungen sowie die Richtigkeit der Adressen von Selbsthilfe- und Hilfsorganisationen sorgfältig überprüft. Dennoch ist zu beachten, daß auch Hausmittel, Naturheilmittel und rezeptfreie Medikamente unerwünschte Nebenwirkungen haben können. Unverträglichkeiten und Allergien können bei keinem wirksamen Arzneimittel von vornherein ausgeschlossen werden. Die Anwendung der genannten Mittel sollte daher mit dem Hausarzt besprochen werden.
In der Regel sind von den im Adressenteil genannten Organisationen und Selbsthilfegruppen nützliche Informationen zu erhalten. Dennoch kann keine Garantie für die Kompetenz und Seriosität der einzelnen Organisationen gegeben werden.

Umschlaggestaltung: Wolfgang Heinzel
Grafiken: Atelier Uwe Jarchow, Hamburg
Herstellung und Satz: VerlagsService Dr. Helmut Neuberger & Karl Schaumann GmbH, Heimstetten
Gesetzt aus der OptimaBQ
Druck und Binden: Jos. C. Huber, Garching-Hochbrück
Printed in Germany
ISBN 3-7766-2409-4